零基础
学会拔罐刮痧

刮痧加拔罐，病好一大半，世界冠军都在用的极简理疗方

郑书敏 主编

U0232042

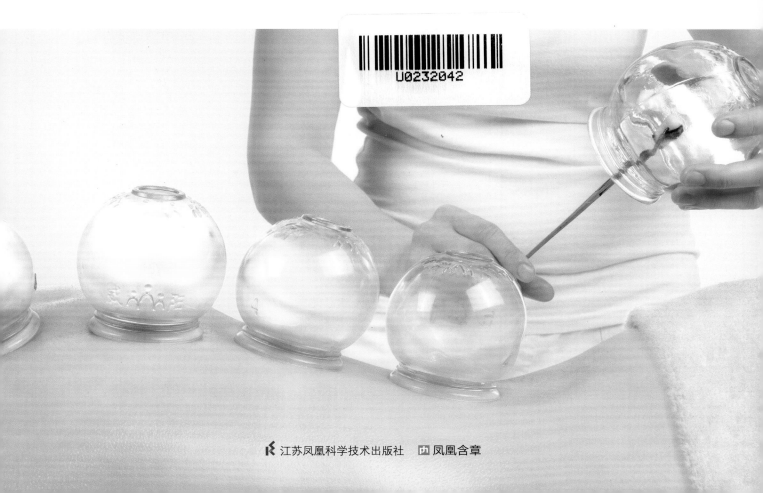

江苏凤凰科学技术出版社　凤凰含章

图书在版编目（CIP）数据

零基础学会拔罐刮痧 / 郑书敏主编 . —— 南京 : 江
苏凤凰科学技术出版社 , 2015.3
ISBN 978-7-5537-3861-1

Ⅰ . ①零… Ⅱ . ①郑… Ⅲ . ①拔罐疗法 – 基本知识②
刮搓疗法 – 基本知识 Ⅳ . ① R244

中国版本图书馆 CIP 数据核字 (2014) 第 223840 号

零基础学会拔罐刮痧

主　　　编	郑书敏
责 任 编 辑	樊　明　　葛　昀
责 任 监 制	曹叶平　　周雅婷
出 版 发 行	凤凰出版传媒股份有限公司
	江苏凤凰科学技术出版社
出版社地址	南京市湖南路 1 号 A 楼，邮编：210009
出版社网址	http://www.pspress.cn
经　　　销	凤凰出版传媒股份有限公司
印　　　刷	北京旭丰源印刷技术有限公司
开　　　本	718mm×1000mm　1/12
印　　　张	14
字　　　数	150千字
版　　　次	2015年3月第1版
印　　　次	2015年3月第1次印刷
标 准 书 号	ISBN 978-7-5537-3861-1
定　　　价	39.80元

图书如有印装质量问题，可随时向我社出版科调换。

零基础
轻松学传统中医

当肚子痛的时候，人们会情不自禁地用手去按揉肚子；腰酸背痛的时候，会用竹罐或玻璃杯，在疼痛的部位拔几个火罐；天气炎热中暑的时候，会拿个碗，用碗沿一遍一遍地刮拭后背，直到红红的痧子布满后背……

这些看似不起眼的"土办法"，正是解除了千千万万患者病痛的中医外治法。中医不仅仅有祖传下来的中草药和泛黄的古书，还有阴阳五行之类高深玄妙的理论，以及见效迅速、人人能够掌握的，如推拿、拔罐、刮痧、艾灸、针刺等外治之法。

应该说，中医的外治疗法历史是非常悠久的，在《黄帝内经》《伤寒论》《千金方》等医学著作中，外治都是一种非常重要的治疗方法，甚至在马王堆汉墓出土的医学资料中，也有记载药浴、外敷、导引、推拿等多种外治疗法。医圣张仲景更是应用外治疗法的大师，他创制的熏方、洗方、塞鼻方、阴道坐药等，对后世的影响极大。他甚至将葱管插入病人尿道，从葱管另一端吹气导尿，治愈了急性尿潴留的患者，这种方法，较法国医生拿力敦在1860年发明的橡皮管导尿要早1200多年。

今天，有许多新疗法不断涌现，方法不断更新，药物剂型不断改进，传统仪器不断创新，虽不排斥这些都是多学科渗透和应用的结果，但有不少内容仍可从中医外治法中可以找到其源。如，中药直接鼻腔吸入代之为雾化器、喷雾器，葱管竹筒导尿或灌肠代之为导尿管和灌肠器等等。就连现代外科的植皮术，亦是由中医外治法中动物皮覆盖创面的原理启发的结果。不仅在专业领域，就连在普通百姓的日常生活中，随着人们健

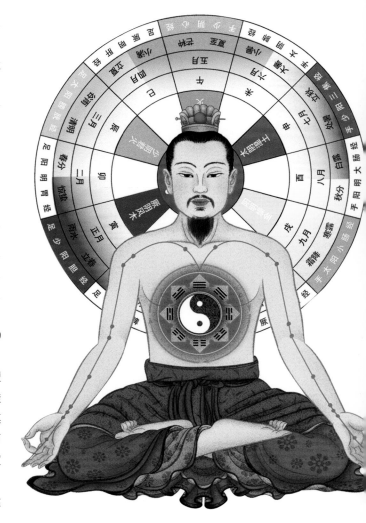

康意识的提高，各种外治的方法，如刮痧、拔罐、推拿、艾灸等也常作为常规的养生手段来使用。

正如俗语所说："扎针拔罐，病好一大半。"由于中医外治法中拔罐、艾灸、刮痧、推拿等特色疗法，具有简、便、廉、验的优势，因而受到了广大百姓的喜爱和认同。在这种情况下，拔罐、刮痧、艾灸、推拿等疗法的普及可说是大势所趋。

为了让广大读者掌握好这些疗法，更好地使用这些方法，我们精心编撰了《零基础学会推拿按摩》《零基础学会拔罐刮痧》《零基础学会艾灸》系列丛书。看过此系列丛书，即能对刮痧、拔罐、艾灸这三样看似神秘的外治手段，进行较深入的了解，同时还能掌握一些简单有效的手法，从而轻松享受到完美的保健与养生体验。

就内容而言，该系列丛书全面而系统地讲解了推拿、刮痧、拔罐，以及艾灸的基本操作方法、步骤、禁忌事项等基础知识。除此之外，还将各种慢性病与常见病症自成单元，详细介绍其适用的推拿、刮痧、拔罐与艾灸手法，并分列主治穴位与配穴，让读者能根据病症自行选穴、对症治疗。

可以说，本书是专为初学者入门而设计的。因为在编写本套丛书时，编者们坚持内容深入浅出、简明扼要、通俗易懂的原则，并采用图文并茂的形式，力求方便普通读者的理解和掌握。在学习过程中，家庭成员之间还可相互进行操作，对被操作者来说，不仅可防病治病；对操作者来说，更可起到锻炼身体的作用，可谓一举两得。同时还能增进家庭成员间的情感，实为促进现代家庭的和谐美满有益手段。

最后，衷心希望本书能够帮助到热爱祖国医学的人，并能使读者在学习中获得快乐，在快乐中享受生活。

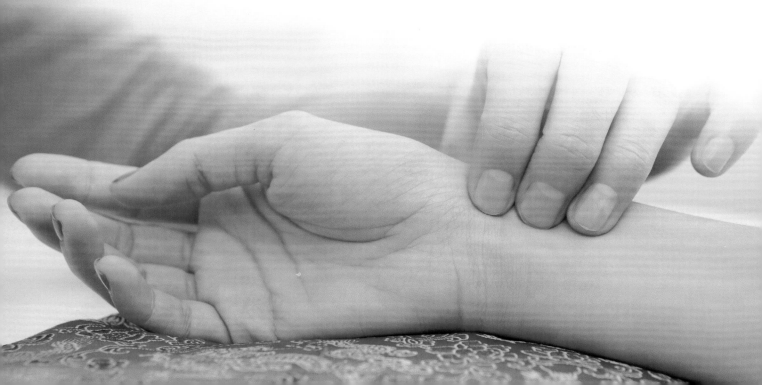

目录 CONTENTS

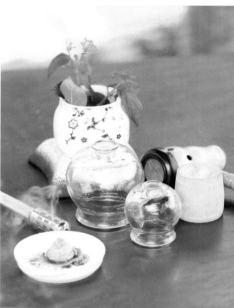

CHAPTER 01 | 流传最广的两种中医外治法 —— 拔罐、刮痧

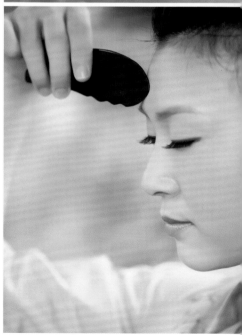

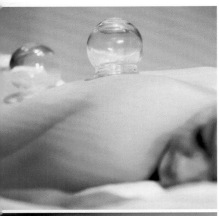

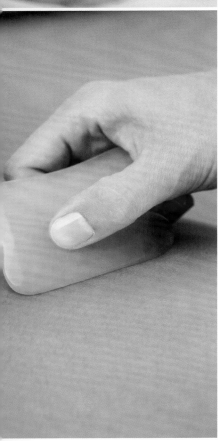

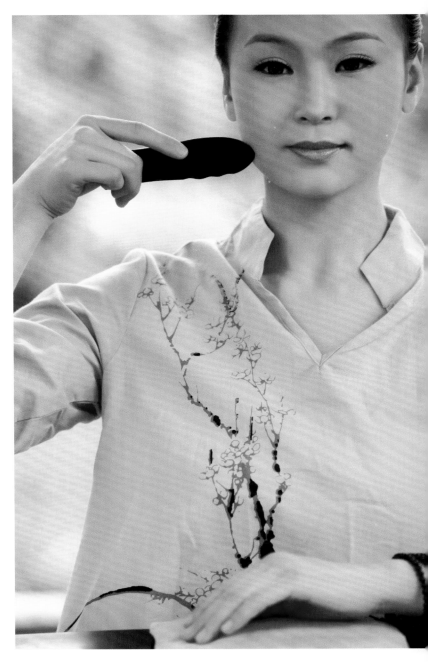

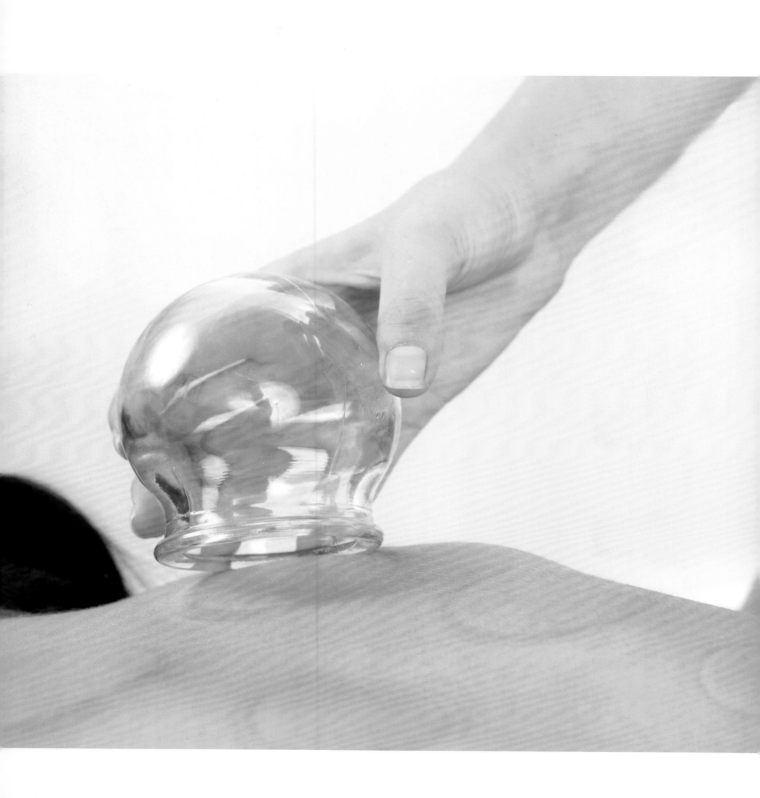

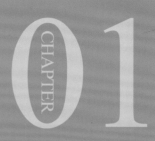

流传最广的两种中医外治法
拔罐、刮痧

　　拔罐、刮痧疗法历史悠久，早在中医起源之时就已经出现了。因其具有一学就会、操作简便、疗效显著、经济实惠、基本无副作用等优点，几千年来一直为广大百姓所认可和喜爱，在民间蓬勃发展并沿用至今，是非常适合家庭操作的绿色自然疗法。

第一节 追本溯源话拔罐

拔罐是利用负压使罐具吸附在人体表面，刺激人体产生一定变化，起到治疗保健作用的中医外治法。那么，拔罐究竟会使人体产生怎样的变化呢？我们的祖先是怎样发明这种简单而有效的疗法，在之后的数千年里又是如何逐渐完善这种疗法的？我们可以使用的拔罐工具和方法有哪些，它们有什么特点？太多的问题等待我们来一探究竟。

一 从兽角到玻璃罐 拔罐的前世今生

拔罐疗法，在最早的时候叫"角法"。为什么叫角法呢？因为最早的拔罐是用动物的角来做罐具的。最早关于角法的记载见于马王堆出土的医书《五十二病方》，其在治疗痔疮的条目下写道："……以小角角之……吹而张角，系以小绳，剖以刀……"这里记载的是古人用动物的角做工具，利用负压原理治疗疾病的方法。

什么叫负压原理呢？其实生活中运用到负压原理的地方真不少。例如，用吸管喝饮料时，吸管里就是负压；用来挂东西的吸盘内部也是负压。负压是低于常压的气体压力状态，我们使用吸盘的时候先把吸盘里面的空气挤出一部分，造成吸盘内的低压状态，外界正常的压力相对吸盘内的压力大，于是就把吸盘紧紧地压在了光滑的墙面或者木板表面上。而角法（即现代拔罐疗法）的原理跟吸盘原理也是一样的。

晋朝时期，医学家葛洪在他的著作《肘后备急方》中提到用角法治疗脓肿，并且说明使用角法要慎重选择适应病症。

在唐代，角法已经成为了一门独立的学科。唐朝的官方医学教育机构"太医署"将角法独立分科，规定学

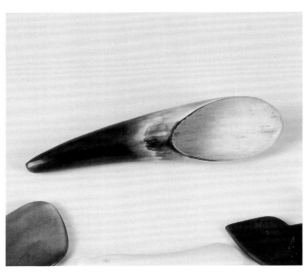

▲ 牛角

制三年，这说明当时角法不论是在理论还是在实践方面都积累了大量的经验。

到了宋金元时期，竹罐已完全代替了兽角；拔罐疗法的名称，也由角法替换成了吸筒法；在操作上，则进一步由单纯用水煮的煮罐法发展成了药罐法。元代医家萨谦斋所编写的《瑞竹堂经验方》中记载了药罐法的具体操作方法：先将竹罐放在按一定处方配制的药物中煮过后备用，需要时，再将此罐置于沸水中煮热，然后拔在穴位上，以发挥其吸拔和药物外治的双重作用。

在明代，拔罐疗法已经成为中医外科中重要的外治法之一，主要用于吸拔脓血，治疗痈肿。在吸拔方法上，较之前代有所改进。用得较多的方法是将竹罐放在多味中药煎熬的汁液中煮沸后直接吸拔在人体上，所

以，竹罐又被称为药筒。明代外科大家陈实功在他的著作《外科正宗》里面对药筒法做过详尽的记载，《外科大成》《医宗金鉴》等著作中也都有详略不等的载述。

在清代，拔罐疗法获得了更大的发展：出现了陶土烧制成的陶罐，正式提出了沿用至今的"火罐"一词，并一改以往只以病灶区作为拔罐部位的做法，采用吸拔穴位法来提高治疗效果。更重要的是，拔罐疗法的治疗范围也突破了历代以吸拔脓血疮毒为主的界限，开始应用于多种病症。《本草纲目拾遗》记载，"拔罐可治风寒头痛及眩晕、风痹、腹痛等症"，可使"风寒尽出，不必服药"。

在现代，人们除了继承传统的拔罐用具外，还创制出了很多新的器具，如玻璃罐、橡皮罐、塑料罐及穴位吸引器等。特别是玻璃罐和塑料罐，应用最广，已成为主要的拔罐器具。在拔罐操作方法上，出现了许多简便有效的方法。如以吸拔的排气方式分，有利用火力排去空气的火罐法，包括闪火法、投火法、架火法、滴酒法等；有利用煮水排去空气的水罐法；有利用注射器或其他方法抽去空气的抽气罐法等。

近年来，拔罐与其他穴位刺激法结合而形成的疗法日趋增多，其中不少已成为广泛使用的疗法，如用中草药煎煮竹罐后吸拔在人体上，或在罐内预先存放药液然后吸拔在人体上的药罐；在针刺过的部位或留针处拔罐的针罐；用三棱针或皮肤针等刺破体表细小血管之后拔罐的刺络拔罐等。拔罐疗法已经在临床治疗、家庭治疗、康复治疗和保健养生等方面，成为一种普遍使用且疗效显著的治疗方法。

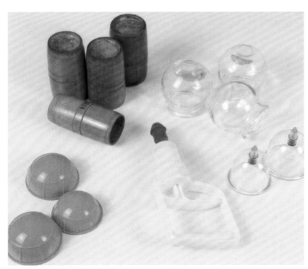

▲ 拔罐器械

一 什么在起作用
拔罐的作用原理及功效

中医认为，疾病是由致病因素引起人体阴阳失调，人体气机升降失常，脏腑气血功能紊乱所致。当人体受到风、寒、暑、湿、燥、火、毒、外伤的侵袭或有情志内伤后，即会导致脏腑功能失调，产生病理产物，如淤血、痰饮、水浊、邪火等。这些病理产物也是致病因子，通过经络和穴位走窜人体，逆乱气机，滞留脏腑，淤阻经脉，使之出现皮、肉、筋、脉及关节失养而萎缩、行动不利，或血脉不荣、六腑不运等现象，最终导致种种病症。拔罐产生的真空负压有一种较强的吸拔之力，其吸拔力作用在皮肤、毛孔、经络、穴位上，可将毛孔扩张并使皮肤充血，引导营卫之气流通输布，鼓动经脉气血，濡养脏腑组织器官，温煦皮毛；同时可以振奋脏腑功能，畅通经络，调整机体的阴阳平衡，从而达到健身、祛病、疗疾的目的。

随着拔罐疗法的广泛应用，现代医学对拔罐疗法也开始有所关注。现代医学不仅承认拔罐疗法的疗效，而且积极研究拔罐疗法的原理。通过长期的研究，中外学者发现拔罐疗法对人体具有以下作用：

负压作用：国内外学者研究发现，人体在火罐负压吸拔的时候，皮肤表面有大量气泡溢出，从而加强了局部组织的气体交换。通过检查也可观察到：负压使局部的毛细血管通透性变大以及毛细血管破裂，少量血液进入组织间隙，从而产生淤血，使红细胞受到破坏，血红蛋白释出，出现自身溶血现象。由此，在人体自我调整中，产生了行气活血、舒筋活络、消肿止痛、祛风除湿等功效，起到了一种良性刺激，促使人体恢复正常功能。

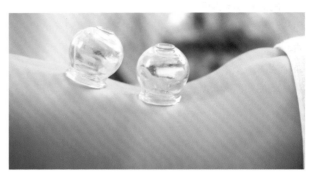

▲ 拔罐虽然简单、有效、易操作，但也需要掌握其原理

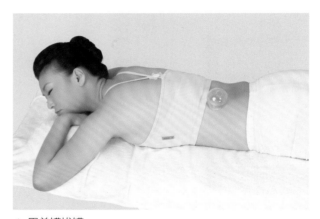

▲ 用单罐拔罐

温热作用：拔罐疗法对局部皮肤有温热刺激作用，使寒热得以交换，以火罐、水罐、药罐最明显。温热刺激能使血管扩张，促进局部血液循环，改善充血状态，加强新陈代谢，使体内的废物、毒素加速排出；改变局部组织的营养状态，增强血管壁通透性，增强白细胞和网状细胞的吞噬活力，增强局部耐受性和人体的抵抗力；起到温经散寒、清热解毒等作用，从而达到促进疾

病好转的目的。

不同罐法有不同作用：在罐法共性的基础上，不同的拔罐方法各有其特殊的作用。如走罐具有与推拿疗法、刮痧疗法相似的效应，可以改善皮肤营养状态，有利于汗腺和皮脂腺的分泌；可增强关节、肌腱的弹性和活动性，促进周围血液循环；可增加肌肉的血流量，增强肌肉的收缩能力和耐力，防止肌肉萎缩；还可加深呼吸，增强胃肠蠕动，兴奋支配腹内器官的神经，增强胃肠等脏器的分泌功能。循经走罐还能改善各经络的功能，有利于经络整体功能的调整。再如药罐法，在罐内负压和温热作用下，可使局部毛孔、汗腺开放，毛细血管扩张，血液循环加快，药物可更多地被直接吸收。根据用药不同，所发挥的药效也各异。如对于皮肤病，药罐法的局部治疗作用就更为明显。此外，水罐法以温经散寒为主；刺络拔罐法以逐淤化滞、开闭散结为主；针罐结合法则因使用的针刺手法不同，可产生多种效应。

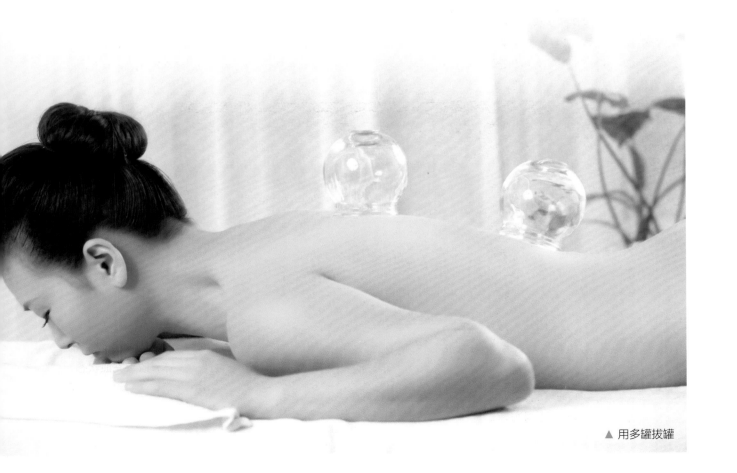

▲ 用多罐拔罐

三 罐具辅料大集合 常用的拔罐工具

在使用拔罐疗法时，不同的拔罐工具和拔罐方法会产生不同的疗效，所治疗的病症也不同。

拔罐的工具包括罐具和辅助材料。罐具主要是根据制作材料而分类，各种罐具都有其优点和缺点，在使用时应根据具体情况选用适宜的罐具。辅助材料是拔罐前、拔罐时或拔罐后需要用到的一些器具，不同的拔罐方法需要用到的辅助材料也不尽相同。

（一）罐具

拔罐疗法所使用的罐具种类繁多，从古代兽角罐开始，逐渐发展为竹罐、木罐、陶瓷罐、金属罐、玻璃罐、塑料罐、有机玻璃罐、橡胶罐等。近年来，由于现代医学技术的发展，又研制出了磁疗罐、真空罐、红外线罐、紫外线罐、激光罐、离子罐等新型罐具。目前最常用的是竹罐、玻璃罐和抽气罐，兽角罐在边远山区还有少数人使用；金属罐因导热快、质量重，目前已被淘汰；新型罐具因造价高、使用复杂，目前仅限于少数医疗部门使用，未能全面普及和推广。

● 竹罐

竹罐采用坚固成熟的竹做成。将竹子按节截成长6~9厘米的竹管，一端留节为底，另一端打磨光滑作为罐口，不同粗细的竹筒可制成不同大小规格的竹罐。将竹筒周围削去老皮，做成中间略粗、两端稍细，形似腰鼓的竹罐。

竹制火罐因用火力排气，故须选取坚实成熟的老竹子来制作。成熟的竹子材料质地坚实，经得起火烤而不变形、不漏气；竹制水罐因要用水或药液煮罐，用水蒸气排气，要选择尚未成熟但也不青嫩的、质地坚实的竹子制作。

竹罐的优点是轻巧价廉、不易破碎，且取材方便，能够吸收药液，适用于药熏。缺点是不透明，不易观察皮肤的变化，罐体干燥后易于开裂漏气，吸附力不强。

● 玻璃罐

玻璃罐采用玻璃制成，有大、中、小等不同规格。罐如球状，口平底圆，口小肚大，口边稍厚、略向外翻而光滑。玻璃罐多用火力排气，特别适用于走罐及针刺后拔罐。其优点是造型美观、质地透明，可直接观察罐内皮肤的淤血程度及出血情况，便于掌握拔罐时间；缺点是导热快、易烫伤、容易破碎。

● 抽气罐

抽气罐是在罐的底部装有抽气的橡皮塞，用于抽出罐内空气，使罐内形成负压，常用青霉素药瓶、有机玻璃或透明的工程塑料制成。如用药瓶制作，须将瓶底切去磨平，切口须光滑，瓶口的橡皮塞须保留完整，留作抽气用。也可直接购买有机玻璃制成的真空枪抽气罐。抽气罐的优点是不用点火、不会烫伤、使用安全、可随意调节罐内负压、可控制吸力、便于观察和掌握拔罐时间；缺点是无温热感，不能走罐。

● 代用罐

代用罐是日常生活中随处可见且可用的一些物品，如罐头瓶、茶杯、酒杯、小碗、药瓶等。只要是口部平整光滑、耐热，并能产生一定的吸拔力的器具皆可用来拔罐。由于这些代用器具取材方便，常被百姓所采用。

● 兽角罐

兽角罐一般用牛角或羊角加工制成，其角尖端锯去尖顶留孔，用于吸气排气；口端用锯锯平，打磨光滑。

兽角本身是种药材，有清热解毒、凉血化淤的功效，所以兽角罐能增强拔罐疗法清热、解毒、凉血的功效。兽角罐的优点是吸附力强、经久耐用；缺点是比较重、不透明，不易观察罐内情况。

● 橡胶罐

橡胶罐是用优质橡胶为原料制成的一种罐具，形状可根据临床需要进行设计，口径可大可小。其优点是消毒便利、不易破碎、携带方便、操作简单、不必点火；缺点是吸附力不够强、无温热感觉、不透明，无法观察皮肤的变化。

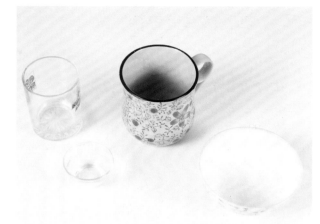

▲ 可用作拔罐的生活道具

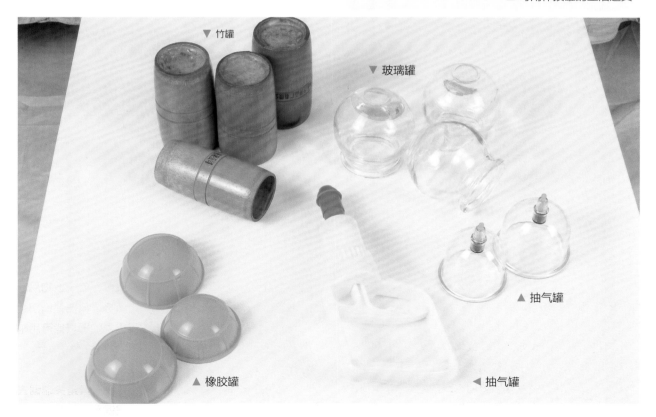

▼ 竹罐

▼ 玻璃罐

▲ 抽气罐

▲ 橡胶罐

◀ 抽气罐

（二）辅助材料

● 燃料

拔罐时，可采用浓度为75%~95%的酒精作为燃料，无酒精时也可用高度数的白酒代替。酒精的特点是热能高、火力旺，能迅速燃耗罐内空气，故负压大、吸拔力强，扣罐后火便速灭，不易烫伤皮肤。

纸片也是拔罐中较为常用的燃料。应选择质薄易燃纸，不宜选用厚硬及带色纸，因其燃点高、热力不够，影响排气。如有不慎，还会出现炭灰坠落而烫伤皮肤的情况，故一般不宜选用。

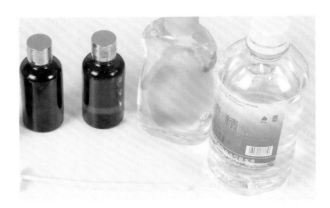

▲ 消毒用品

● 消毒用品

酒精脱脂棉球是常用的消毒清洁用品，拔罐前用以清洁皮肤、消毒罐具，拔罐时用以燃火、排气。另外还需准备些纱布、医用胶布、烫伤药膏等，以便失误烫伤皮肤时作为应急之用。

● 润滑剂

润滑剂是在治疗前涂在拔罐部位和罐口的一种油剂，以加强皮肤与罐口的接合度，保持罐具吸力。一般选用凡士林、石蜡油、植物油等作为润滑剂。在使用走罐法时，则最好选用具有药性的油剂，如红花油、松节油、按摩乳等，以增强活血功能。使用适当的润滑剂不仅能提高治疗效果，还具有保护皮肤、避免烫伤的作用。

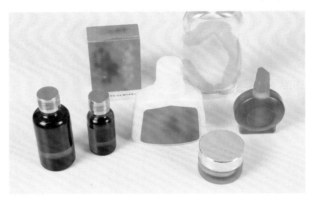

▲ 润滑剂

● 针具

在拔罐治疗时，有时可能会需要使用到针罐法、刺络罐法、抽气罐法，因此要根据情况准备好针刺用的毫针、三棱针、皮肤针、注射器、针头等器具。

● 药物

在治疗疾病时，为了取得更好的疗效，可将药物和拔罐相结合，如使用药物浸泡罐具（主要是竹罐）或将药物涂于患处。选用的药物主要以活血化淤、行气止痛、温经散寒、清热解毒类的为主。

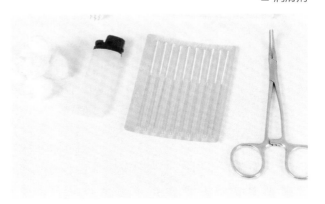

▲ 针具

四 罐法有不同 常用的拔罐方法

拔罐的方法多种多样，根据使用罐具的数量的不同，可分为单罐法和多罐法；根据操作方法的不同，可分为火罐法、水罐法、药罐法、闪罐法、走罐法和留罐法等。不同的拔罐方法，侧重的功效不同，针对的病症也不同。在使用拔罐疗法时，应根据具体的病情选用适宜的拔罐法。

（一）单罐法

单罐法是指使用单独一个罐子来进行拔罐治疗的方法。当病变范围较小，病情较轻时，可根据病变或压痛的范围选择单个适当口径的罐子进行治疗。如胃痛拔中脘，心律不齐、心悸拔内关，大便不正常拔天枢，头痛拔太阳，落枕拔肩井等。

（二）多罐法

在治疗时使用多个罐子进行拔罐，即为多罐法。多罐法分为排罐法和散罐法两种，适用于治病范围较广泛、病变处肌肉较丰厚或敏感反应点较多的情况。根据经络走向、肌肉走向或解剖结构等，成行排列吸拔数个或数十个罐，称之为排罐法；拔罐排列较稀疏，称为散罐法。身体强壮、症状明显的患者宜用排罐法，拔罐数目多而排列紧密；体质弱或症状不明显的患者则宜用散罐法。

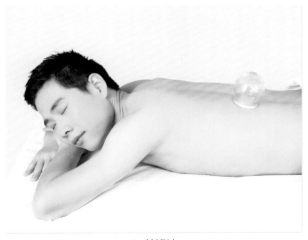

▲ 单罐法

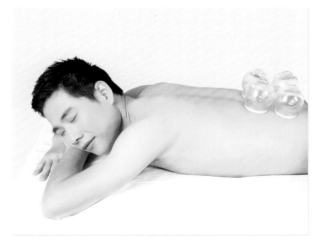

▲ 多罐法

（三）火罐法

利用燃烧时火焰的热力，排去罐内空气，使罐内成负压，并吸在皮肤上的拔罐方法称为火罐法。火罐法是临床很常用的一种拔罐法，主要有以下四种不同的操作方法：

● 闪火法

一手持罐，另一只手握住闪火棒（用镊子夹住蘸有酒精的棉球），点燃闪火棒后，伸入罐内旋转1圈后马上抽出，然后迅速将罐子倒扣在穴位上。在操作时，要注意蘸酒精不要太多，避免火焰随酒精流溢而烫伤皮肤。闪火棒不要在罐内停留太久，也不能置于罐口处，以免罐具太热烫伤皮肤。本法适用于各种部位和体位的拔罐，特别适合在闪罐法和走罐法时使用。

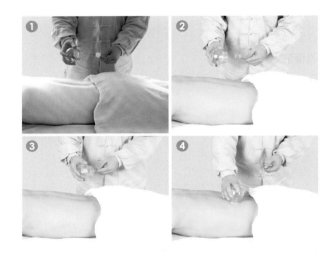

● 投火法

投火法是将酒精棉球或纸片点燃后，投入罐内，在火旺时迅速将火罐倒扣在穴位上。此法适用于在身体侧面横向拔罐。操作时，不可移位，以免棉球或纸片掉在皮肤上造成烫伤。

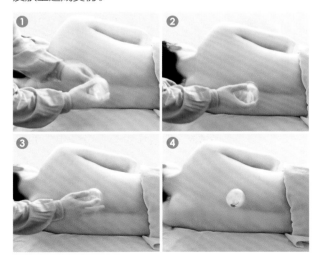

● 贴棉法

将小块棉球向四周拉成薄棉片，蘸上酒精贴于罐内中上段，点燃酒精棉片后，迅速将火罐倒扣在拔罐部位上。此法也适用于侧面横拔。在操作时，注意不可蘸太多酒精，以免灼伤皮肤。

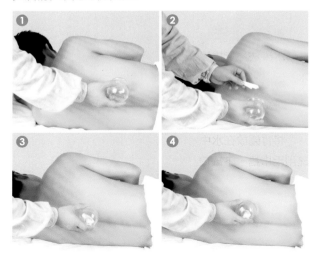

● 滴酒法

在罐底部滴入酒精数滴，保持罐口向上，一手持罐将罐横放，旋转罐子使酒精均匀地黏附在罐壁上（勿使酒精沾到罐口），另一手持火柴点燃酒精后，迅速倒扣在拔罐部位上。此法适用于各种体位。在操作时，要注意滴入的酒精应适量，过少不易点燃，过多会流下灼伤皮肤。

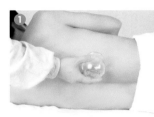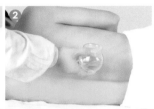
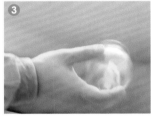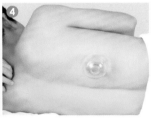

（四）水罐法

水罐法是指拔罐时配合使用水的一种疗法。根据用水方式的不同，可分为水煮罐法、水蒸气罐法和温水罐法三种。

● 水煮罐法

将竹罐放在水中煮沸，用镊子取出，控干水液并迅速用毛巾捂一下罐口，以吸去水液、降低罐口温度并保持罐内热气，然后趁热倒扣在拔罐部位上，扣住后，用手按住罐底约半分钟，使之吸牢。此法可适用于各种体位，有通经活血、散寒祛湿的功效，常用于风寒感冒、风湿痹痛等症。

● 水蒸气罐法

先将水在壶内煮沸，当水蒸气从壶嘴或套在壶嘴上的皮管内大量喷出时，将罐子套在喷气口上2~3秒钟，然后迅速将罐子倒扣在拔罐部位上。扣住后，用手按住罐底约半分钟，使之吸牢。此法适用于各种体位。

● 温水罐法

在罐内装入1/3~1/2的温水，将罐子倾斜，罐口略高于罐底，用闪火法将罐子迅速倒扣在治疗的穴位或部位上。温水罐法适合身体侧面部位的拔罐，如果拔罐部位不在身体侧面，应先让患者调整姿势，使拔罐部位处于侧位，再进行拔罐，以免罐里的水溢出。待罐子吸附在皮肤上以后，再让患者缓慢调整姿势，使罐底朝上，让罐子里的温水与皮肤充分接触。

这种疗法在发挥拔罐疗效的同时，罐子里的温水可增强对局部的刺激，从而加强拔罐温经散寒的功效。由于小抽气罐的体积小，比较适合在头颈部、手部等狭窄部位拔罐，但吸附力较弱，若配以温水，刺激就会大大增强，局部的治疗效应就更明显，并可以缩短治疗时间。温水罐法较适宜于局部寒冷不温、虚寒和寒盛类病症，通过水的温度能进一步促进经气的畅通。另外，对于老年人和皮肤干皱者，用温水法罐可润柔皮肤，减轻疼痛。

（五）闪罐法

闪罐法是用闪火法将罐子吸附在拔罐部位后立即拔下，再用闪火法将罐子重新吸附在同一部位，如此反复操作多次，至皮肤潮红发紫时为止。这种反复的牵拉、松弛，可使皮肤血液反复灌注、输布，从而改善血液循环，对神经和血管也能起到刺激作用。本法适用于外感风寒、肌肉萎缩麻木、局部皮肤麻木、感觉迟钝、末梢神经炎及身体功能减退的虚证等病症。

闪罐法操作时，应注意闪火入罐时要快，快速送入罐底。如果反复闪罐，罐子温度过热，应换另一个罐继续操作。

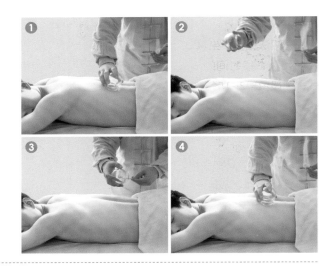

（六）走罐法

走罐法又称"推罐法""行罐法""移罐法"等，适用于经络气血不通、脏腑功能失调、风寒湿邪侵袭、肌肤麻木酸痛等病症。

应选用口径较大、罐口较厚且光滑无破损的玻璃罐或有机玻璃罐。操作前先在要走罐的部位或罐口涂一层润滑剂，如石蜡、凡士林或风油精、红花油、风湿油、消炎止痛膏、药酒等，以便滑动。

将罐具吸附在皮肤上后，手扶罐子，后罐口着力，前罐口略提起，根据病情的特点和走罐部位的解剖结构，进行上下左右或圆圈的往返拉移动，至皮肤潮红或出现淤血为止。一般腰背、四肢部位适宜上下移动，胸部应按肋骨走行方向移动，腹部可旋转移动。走罐法适合在面积较大、肌肉丰厚的部位，如腹部、腰臀、背部、大腿等处，不能在骨骼突出处或小关节处及皮肤有皱襞、细嫩之处推拉，以免损伤皮肤或使火罐漏气脱落。

使用走罐法时，应根据病情和部位挑选口径适宜的罐子，并决定吸拔的力量和推移的速度。一般在腹、

背、腰、臀处用大罐，四肢处用小罐。需要加大刺激时，可以在推拉旋转的过程中对罐具进行提按，也可稍推拉或旋转后用力将罐具取下，如此反复多次，因取罐时常有响声，这种走罐法又称为"响罐法"。

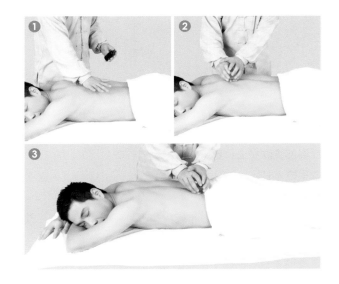

（七）留罐法

留罐法又称"坐罐法"，是指将罐子吸附在拔罐部位后留置一段时间的拔罐方法。这是最常用的拔罐方式，一般留罐3~15分钟，至皮肤潮红、充血或有淤血为止。可用单罐留罐法，也可用多罐留罐法。但要注意吸附力较大的罐不能留置时间过长，夏季、皮肤薄处留罐时间也不宜过长。留罐法可与走罐法配合使用，即先走罐，再留罐。在留罐期间，也可结合提按、摇动等手法来增强刺激，提高疗效。

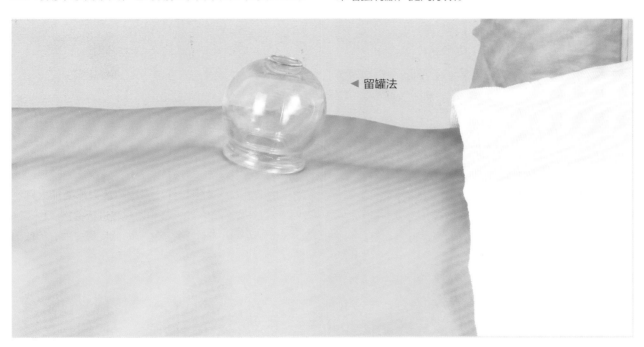

◀ 留罐法

（八）药罐法

药罐疗法可发挥药物和拔罐的双重作用。由于拔罐后局部皮肤充血，更有利于药物的吸收，因此能使治疗效果更为显著。常用药罐法有以下两种：

● 煮药罐法

将配好的药物装入布袋内，放入锅中加水煮沸，再将竹罐放入药液中煮10~20分钟，然后用筷子将罐夹出，罐口须朝下，甩净药液，迅速用毛巾捂一下罐口，以便吸去水分、降低罐口温度并保持罐内热气，然后迅速倒扣在需拔罐部位上。扣住后，用手按压罐底约半分钟，使之吸牢。这种方法既发挥了拔罐和药物的双重作用，又有温热作用，多用于治疗风寒湿痹。操作时要动作熟练、迅速，否则会出现吸拔力不足的状况。

● 贮药罐法

在抽气罐内装入1/2~2/3的根据不同疾病而专门配制的药液，如紫苏水、生姜汁、风湿酒等；然后将罐置于要拔罐的部位上，用注射器或抽气枪抽取罐内空气，使罐吸附在皮肤上，留罐15~20分钟。也可在玻璃罐内装入1/2~2/3的药液，用闪火法将罐吸附在皮肤上。

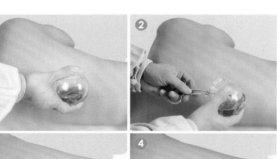

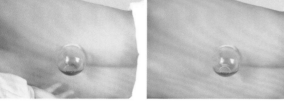

（九）针罐法

针罐法就是留针拔罐法，是指拔罐前在选定的穴位用毫针针刺，达到一定的刺激量后，将针留在原处，再以针刺部位为中心，拔上火罐把针罩住，留罐10~15分钟，然后先起罐再起针。针罐法一般采用玻璃罐，以便于观察罐内情况。在操作时，要注意选用合适规格的毫针，针刺后，留在皮肤表面上的针柄长度要小于罐腔的高度，否则会将针柄压弯引起疼痛。在胸背部使用针罐法时要特别注意，因为罐内的负压可使针刺的深度发生改变，可能引起气胸。

针罐法具有针刺与拔罐的双重治疗作用，其治疗效果比单用拔罐法效果更佳，多用于治疗单独拔罐疗效欠佳的顽固性痹痛、各种软组织急慢性损伤等病症。

★ 此法具有一定危险性，不建议读者自行操作。

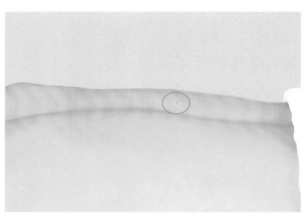

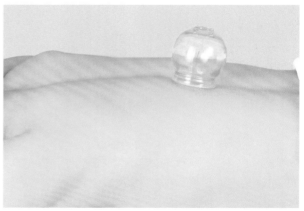

（十）刺血拔罐法

刺血拔罐法又叫"刺络拔罐法"或"血罐法"，是将刺络放血和拔罐相结合而形成的一种疗法。操作时，先对要刺络拔罐的部位进行消毒，然后用三棱针点刺出血或用梅花针叩打，刺激量分为轻刺、中刺和重刺三种。轻刺以皮肤潮红为度，中刺以微出血为度，重刺以点状出血为度。针刺后，在该部位进行拔罐，留罐10~15分钟，起罐后用消毒干棉球擦干渗血。

刺血拔罐疗法适用于症状较重，具有红、热、痛、痒等症状的实证患者，如各种扭挫伤及疼痛固定的肌肉疾病、风湿痛、神经性皮炎、丹毒、皮肤瘙痒、感染性热病、高血压（实证）等病症。对于虚寒体质的患者，一般不用此法。有出血倾向者，如患有血小板减少症、血友病、白血病者，也不能使用这个疗法。

★ 此法具有一定危险性，不建议读者自行操作。

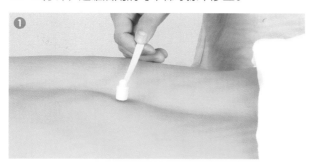
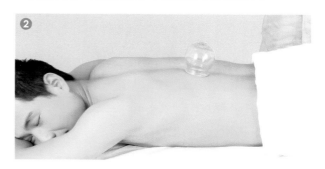

（十一）挑痧拔罐法

挑痧拔罐法是将拔罐和挑痧配合起来使用的一种疗法。使用时，先在选定的部位（一般为经络穴位）拔罐，最好使用走罐法；若留罐，时间应稍长，吸拔力应稍大，等到皮肤出现紫红或紫黑斑块后再起罐。然后在皮肤紫红或紫黑较明显的部位（一般此处皮下有或大或

小的硬节）用消毒过的针具挑刺，每个部位挑刺2~3下，以皮肤渗血、渗液为度，最后用消毒棉球擦拭干净。挑痧拔罐法可用于中暑、感染性热病、风湿痹痛、痛经、神经痛等病症。

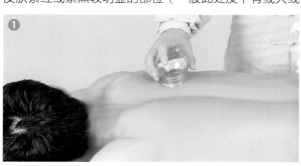
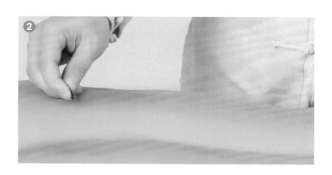

（十二）刮痧拔罐法

刮痧拔罐法是将刮痧和拔罐配合使用的一种疗法，一般可先刮痧后拔罐，也可先拔罐后刮痧，前者较为常用。

使用时，先在选定的部位涂抹适量的润肤油，用水牛角刮痧板进行刮痧。若与走罐法配合，刮拭皮肤时间应略短，皮肤出现红色后即可走罐；若与留罐法配合，刮拭时间可稍长，等皮肤出现红、紫或黑色时再留罐。

留罐部位可以是穴位（包括阿是穴），也可以是病灶点（即刮痧后皮肤上出现红紫或紫黑明显处）。一般认为，在病灶点拔罐对疏通经络气血、调整脏腑功能有明显作用。

刮痧拔罐法用于颈椎病、肩周炎、腰椎间盘突出症、腰肌劳损、坐骨神经痛、哮喘、膝关节疼痛和屈伸不利、高血压、痤疮等病症，均有显著疗效。

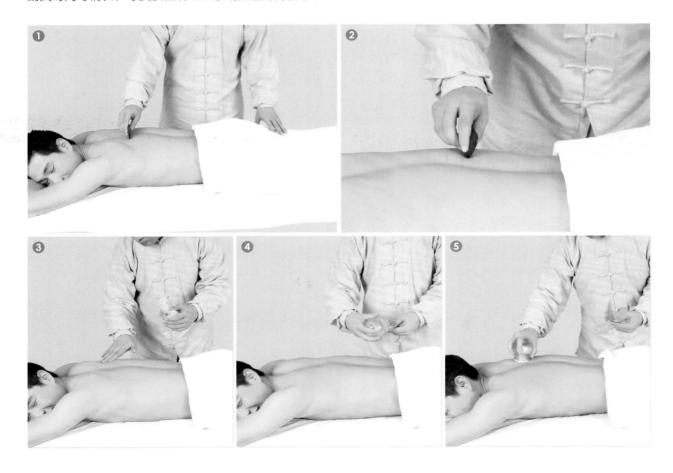

（十三）艾灸拔罐法

艾灸拔罐法是指将艾灸与拔罐配合使用的一种手法。一般是先在选定部位进行灸法，然后再拔罐，以艾灸的药物和温热作用来加强疏经通络、温经散寒、祛除寒湿、行气活血等功效。常用的艾灸拔罐法有以下两种：

● 艾炷灸拔罐法

分直接灸拔罐与间接灸拔罐两种。直接灸即是将艾绒搓捏成上尖底平的圆锥形艾炷，直接放在皮肤上面施灸；间接灸是施灸时在艾炷与皮肤之间垫隔一些东西，最常用的是姜、蒜、附子饼、盐等，分别叫做隔姜灸、隔蒜灸、隔附子饼灸和隔盐灸。直接灸和间接灸都是在患者感觉皮肤发烫时，换艾炷和间隔物，再继续灸，以皮肤潮红但无烫伤为度，灸后再进行拔罐。

艾炷灸拔罐疗法适应证较多，对于外感表证、咳嗽痰喘、脾肾虚证、风寒湿痹、女性气虚血崩等均有较好疗效。隔姜灸拔罐法多用于腹痛、风寒腹泻等症。隔蒜灸拔罐法多用于痈疽、瘰疬、肺炎、支气管炎、肠炎等症。隔附子饼灸拔罐法可用于阳痿、早泄等症。

● 艾卷灸拔罐法

分单纯艾卷灸拔罐与药条灸拔罐两种。用绵纸把艾绒裹起来做成圆筒形称为艾卷，艾卷内只有艾绒，则称单纯艾卷；艾卷内除艾绒外还加入了药末而制成的艾条叫药条。

将艾条(包括单纯艾卷或药条)的一端点燃，对准施灸部位，艾条另一端可用手或其他工具（如艾条支架）等固定住，燃端距皮肤1.5~3厘米进行艾灸，一般每处灸5~10分钟，使患者局部有温热感而无灼痛，至皮肤稍起红晕为度。灸完后再进行拔罐。这种方法具有温经散寒的作用，适用于风寒湿痹等症。

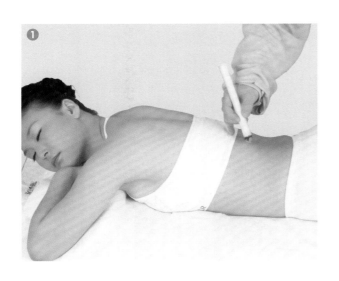

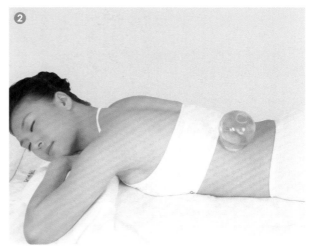

五	知道这些，疗效更佳 拔罐的适应证和禁忌证

　　经过数千年的发展和改进，拔罐疗法无论是在理论上，还是在拔罐工具和拔罐方法上都已经比较完善了。而拔罐疗法从古代单纯用来治疗外科病症，发展到现在内科、外科、妇科、儿科都能对症运用，其治疗范围也更为广泛了。当然，作为一种治疗方法，也必然会有它的局限性，有些疾病使用拔罐治疗反而会适得其反。在操作前，我们需要了解清楚拔罐疗法的适应证和禁忌证。

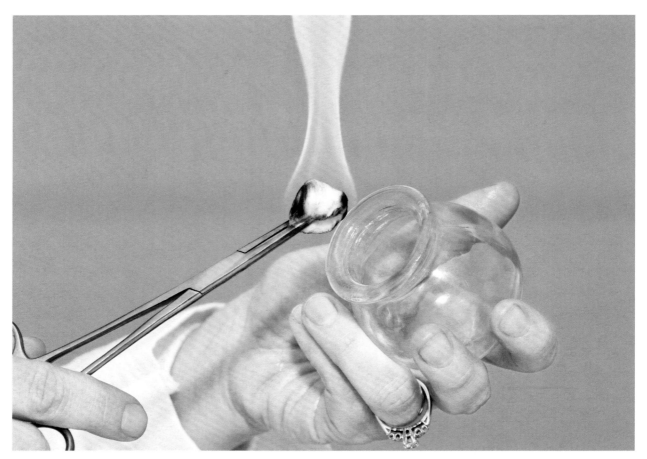

▲ 掌握拔罐原理，让疗效更明显

（一）适应证

内科疾病： 感冒、咳嗽、肺痛、哮喘、心悸、不寐、多寐、健忘、胃脘痛、呕吐、反胃、呃逆、泄泻、便秘、腹痛、胃下垂、痿证、眩晕、胁痛、郁证、水肿、淋证、癃闭、遗尿、遗精、阳痿、男性不育、风温、暑湿、秋燥等。

外科疾病： 丹毒、疖病、乳痈、脱肛、急性阑尾炎、急性胆绞痛、急性胰腺炎、急性输尿管结石等。

骨科疾病： 落枕、颈椎病、腰椎间盘突出症、腰椎管狭窄症、腰肌劳损、急性腰扭伤、肩关节周围炎、颈肩纤维组织炎、肱骨外上髁炎、坐骨神经痛、股外侧皮神经炎、肋软骨炎、肋间神经痛、类风湿性骨关节炎等。

妇科疾病： 经行先期、经行后期、经行先后无定期、月经过多、月经过少、闭经、痛经、白带、黄带、赤带、妊娠呕吐、产后缺乳、产后腹痛、人工流产综合征、阴痒、不孕症、产后大便困难、产后发热等。

儿科疾病： 小儿发热、小儿呕吐、小儿泄泻、小儿厌食、小儿夜啼、小儿遗尿、百日咳、腮腺炎等。

皮肤科疾病： 银屑病、牛皮癣、斑秃、湿疹、疥疮、蛇皮癣、白癜风等。

五官科疾病： 针眼、流泪症、沙眼、目痒、目赤肿痛、远视、近视、视神经萎缩、鼻塞、鼻炎、咽喉肿痛、乳蛾、口疮、牙痛、下颌关节紊乱症等。

（二）禁忌证

◎ 重度精神病、狂躁不安、全身剧烈抽搐者。

◎ 重度心脏病、心力衰竭、活动性肺结核者。

◎ 凝血功能差，具有出血倾向的疾病者，如紫癜、血小板减少症、白血病、血友病等。

◎ 皮肤严重过敏、皮肤传染病或皮肤破损溃烂者。

◎ 恶性肿瘤患者。

◎ 肾功能衰竭、肝硬化腹水患者。

◎ 醉酒、过饥、过饱、过渴、过度疲劳者。

◎ 形体消瘦，皮肤失去弹性而松弛者。

◎ 五官、前后阴、乳头、脐眼、心脏搏动处、毛发多的部位不宜拔罐。

◎ 外伤、骨折、水肿、静脉曲张、大血管体表投影处不宜拔罐。

◎ 孕妇腹部、腰骶部、乳部禁止拔罐，其他部位手法应轻柔。

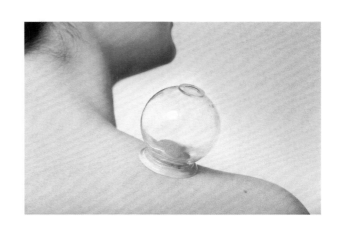

六 照着做，轻松上手 拔罐的操作步骤

作为一种专业的治疗手段，拔罐疗法虽然操作比较简单，但是在使用时必须操作规范、流程正确，这样才能最大限度地发挥拔罐的治疗作用，并可预防一些由于操作不当带来的不良后果。下面介绍拔罐的具体操作步骤及方法。

（一）检查开方

第一步： 仔细检查患者，以确保没有拔罐的禁忌证。

第二步： 根据患者的病情，确定处方。

第三步： 对患者说明拔罐的过程，解除其恐惧心理，增强其治疗信心。

（二）选择体位

患者的体位正确与否，关系着拔罐的效果。正确的体位应该使患者感到舒适、肌肉能够放松、拔罐部位可以充分暴露为宜。一般常采用的体位有以下几种：

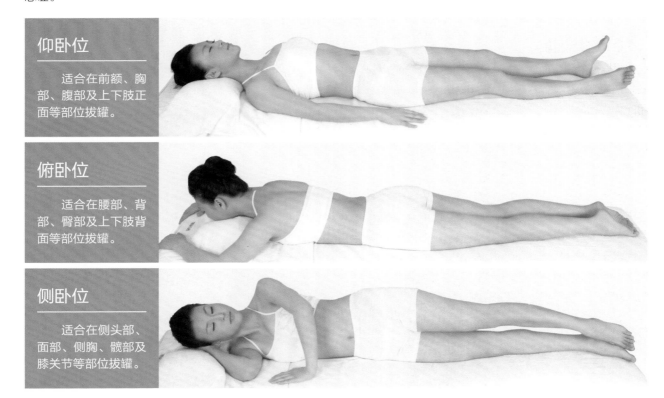

仰卧位

适合在前额、胸部、腹部及上下肢正面等部位拔罐。

俯卧位

适合在腰部、背部、臀部及上下肢背面等部位拔罐。

侧卧位

适合在侧头部、面部、侧胸、髋部及膝关节等部位拔罐。

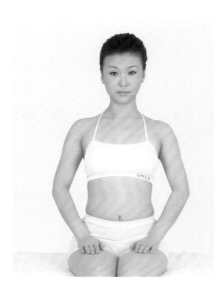
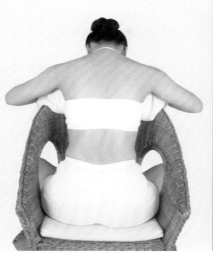
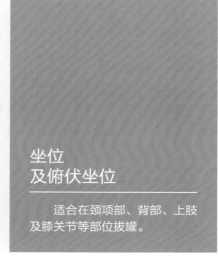

坐位
及俯伏坐位

适合在颈项部、背部、上肢
及膝关节等部位拔罐。

（三）选择罐具

根据拔罐部位面积的大小、患者病情的强弱以及体质来选用大小适宜的玻璃罐、竹罐或其他罐具。检查应用的器材和辅助工具、药品是否齐备，然后——擦净，按次序放置好。

（四）清洁消毒

操作者的双手、罐具和拔罐部位都应该清洁消毒。拔罐前，操作者要用酒精给罐具消毒，然后清洁消毒患者的拔罐部位，最后清洗自己的双手。

患者拔罐部位的清洁消毒方法为：在选好的治疗部位上，先用毛巾浸开水洗净患部，再以干纱布擦干。为防止发生烫伤，一般不用酒精或碘酒消毒。如因治疗需要，必须在有毛发的地方或毛发附近拔罐时，为防止点火烧伤皮肤，应剃除患者部分毛发。

（五）冷天温罐

冬季或深秋、初春等天气寒冷的时候，拔罐前为避免患者有寒冷感，可预先将罐具放在火上燎烤。温罐时要注意只烤烘底部，不可烤罐具的口部，以防过热造成烫伤。温罐的时间以罐子温度和皮肤温度相近或稍高于体温为宜。

（六）进行施术

首先将要拔罐的部位暴露出来，术者靠近患者身边，按照选用的方法将罐具倒扣在患者皮肤上。一般罐具的排列有两种方法：

密排法： 罐与罐之间的距离不超过1寸。此法用于身体强壮且有疼痛症状者，有止痛消炎的功效，又称"强刺激法"。

疏排法： 罐与罐之间的距离相隔1~2寸。此法用于身体衰弱、肢体麻木、酸软无力者，故又称"弱刺激法"。

（七）询问患者感觉

拔上罐后，应不断询问患者有何感觉，假如用玻璃罐，还要观察罐内皮肤的情况。如果罐具吸附力过大，使患者产生疼痛，应放入少量空气。方法是用左手拿住罐体向一侧稍倾斜，以右手手指按压对侧的皮肤，使罐口和皮肤之间形成一微小的空隙，让空气徐徐进入，到一定程度时停止放气，重新扣好。拔罐后如果患者感到吸附无力，可起罐具重新再拔1次。

（八）时间次数

大罐吸附力强，1次可拔5~10分钟；小罐吸附力弱，1次可拔10~15分钟。此外还应根据患者的年龄、体质、病情、病程以及拔罐的部位来灵活掌握拔罐的时间。一般来说，拔罐每日或隔日1次，一般10次为1个疗程，中间休息3~5天。

（九）起罐操作

起罐时，一般先用右手握住罐具，左手拇指或食指按压罐口旁的皮肤，使空气进入罐内，然后就可以将罐具取下。切不可用力猛拔罐具，以免拉伤患者皮肤。真空拔罐器的起罐方法是：一手握着或按着罐具，另一手向上拉动排气阀的门杆，使之与胶塞松动，空气就会进入罐内，使罐体内负压消失，此时用手提起罐体即可与皮肤分离。起真空罐时同样不可猛拔罐具。

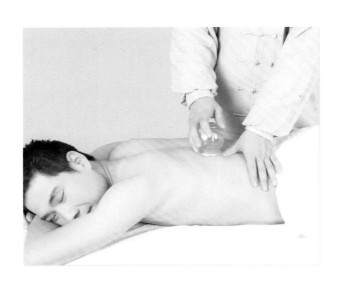

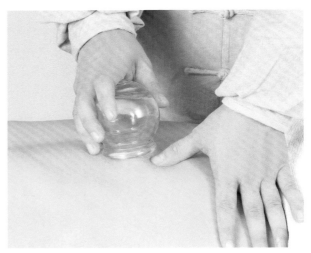

七 | 多了解，让拔罐更安全
拔罐的注意事项

任何一种疗法，如果运用不当，都会产生不良后果。那么，我们在运用拔罐疗法时，应该注意一些什么问题，才能更好地发挥拔罐的治疗作用，减少或避免拔罐引起的不良反应呢？

第一，拔罐时应保持室内空气清新，温度适中。夏季应避免风扇对着患者直吹，冬季要做好室内保暖，尤其是需要宽衣暴露皮肤时，应该让患者避开风口，以免受凉感冒。

第二，对于初次拔罐治疗者以及体弱、紧张、年老等易发生意外反应的患者，宜采取平卧位，并选用小罐具，且拔罐数目要少。

第三，一般应该选择肌肉丰满、富有弹性、没有毛发和骨骼、没有关节凹凸的部位进行拔罐，以防漏气或罐具脱落。

第四，任何病症宜先拔颈项部。一般原则是先颈项部、腰背部，再胸腹部，最后是四肢和关节部。

第五，拔罐过程中，要控制罐数适中，使罐拔得紧而不过。当罐数较多时，罐具间的距离不宜太近，以免罐具牵拉皮肤使患者产生疼痛，或罐具互相挤压而脱落。

第六，用火罐法时，应注意不要灼伤或烫伤患者皮肤。若烫伤或留罐时间太长导致皮肤起水疱时，小的水疱不需要处理，仅敷以消毒纱布，防止擦破即可；水疱较大时，需用消毒针挑破水疱，放出液体，再涂上龙胆紫药水，或用消毒纱布包敷，以防感染。

第七，拔罐完毕后，应让患者饮用1杯白开水，以利于排毒。嘱患者将衣穿好，防止着凉。一般拔罐后3小时内不宜洗澡，这是因为由于负压的作用，皮肤在拔罐后处于充血的状态，这个时候洗澡很容易导致皮肤破损、发炎。如果是洗冷水澡的话，拔罐后皮肤毛孔扩张，很容易受凉。

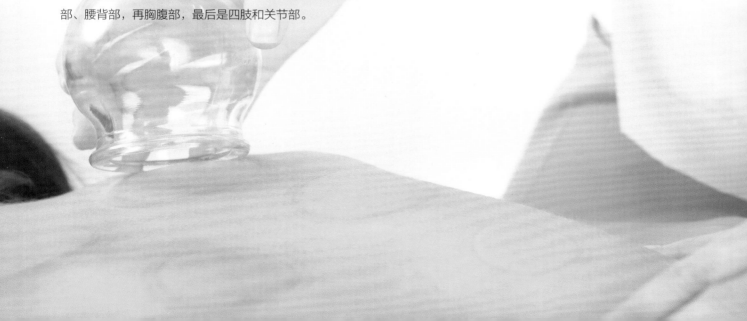

八 根据反应找病因 拔罐后常见的反应

人体在受到拔罐的刺激后会出现各种反应，有些反应是正常的，比如拔罐部位局部出现小水疱、小水珠、出血点和淤斑等；而有些反应是由于人体适应不了拔罐的刺激而产生的，比如患者出现晕罐反应。当出现这些不正常的反应时，操作者应该立即采取措施，使患者恢复正常。

（一）患者局部感觉

拔罐期间应注意询问患者的感觉。若患者感觉拔罐部位发热、发紧、发酸、温暖舒适、思眠欲睡，为正常得气的反应；若患者感觉拔罐部位过紧、疼痛明显或灼热，应及时取下罐具重新拔罐；若拔罐后无感觉，为吸附力不足，应该重新拔罐。

（二）皮肤局部症状

拔罐可使皮肤局部出现小水疱、小水珠、出血点及淤斑等，或有时出现局部瘙痒，均属正常治疗反应。拔罐后皮肤局部出现的这种颜色和形态的变化，称为罐斑，或者罐印。罐斑多种多样，不同的罐斑提示不同病症。

罐印紫黑而黯：一般表示体内有淤血，如行经不畅、痛经或心脏供血不足等，当然，如患处受寒较重，也会出现紫黑而黯的印迹。如印迹数日不退，则表示病

程已久，需要多治疗一段时间。如走罐出现大面积黑紫印迹，则提示风寒所犯面积甚大，应对症处理以祛寒除邪。

◎ 罐印发紫伴有斑块，一般可表示有寒凝血淤之症。

◎ 罐印呈散发紫点，深浅不一，一般表示为气滞血淤之症。

◎ 罐印淡紫发青伴有斑块，一般以虚证为主。如在肾俞兼呈现血淤，则提示肾虚；如在脾俞则为气虚血淤。此点常伴有压痛。

◎ 罐印鲜红而艳，一般提示阴虚、气阴两虚。阴虚火旺也可出现此印迹。

◎ 罐印呈鲜红散点，通常在大面积走罐后出现，且并不高出皮肤。如果是在某穴及其附近集中，则表示该穴所在脏腑存在病邪（临床中有以走罐寻找此类红点，用针刺以治疗疾患）。

◎ 拔罐后没有罐印或虽有但起罐后立即消失者，则多表示病邪尚轻。当然，取穴不准时也会没有罐印，不能以1次为准，应该多拔几次确认是否有病症。若皮色不变，触之不温，则表示患有虚证。

◎ 罐印呈灰白色，触之不温，多为虚寒和湿邪。

◎ 罐印表面有纹络且微痒，表示有风邪和湿邪为患。

◎ 罐印内有水疱、水气或水肿，说明体内湿气重、寒气或寒湿较重。如果水疱内有血水，是湿热毒的反应。

（三）晕罐反应

拔罐过程中，患者出现面色苍白、出冷汗、头晕目眩、心悸、恶心呕吐、四肢发冷、脉微等症状，称为晕罐。当患者出现晕罐反应时，操作者应立即停止拔罐，让患者平卧休息片刻，饮用温开水或糖水，多能好转。

晕罐反应严重者，应掐按其百会、人中、内关、涌泉、足三里、太冲等穴位，或艾灸百会、气海、关元、涌泉等穴位，必要时应送医院进行急救。对于年老体弱者、儿童或是精神紧张、饥饿、初诊者，更应注意防止其出现不适。

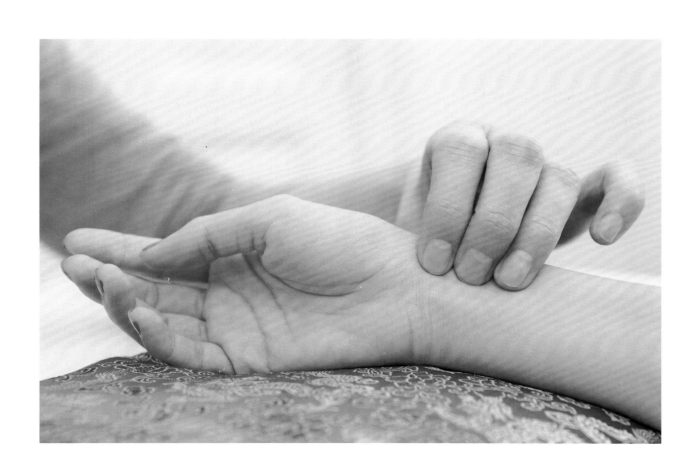

第二节 | 从"痧"开始说起——刮痧的基础知识

我们都知道，刮痧中的"痧"是指刮痧后身体上出现的痧痕。但是，在刮痧疗法刚应用之时，"痧"却是指一类疾病，而刮痧疗法则是专门用于治疗"痧"证的。那么，刮痧疗法是如何从只治疗痧证，发展到如今治疗几百种病症的呢？刮痧的作用原理是什么？刮痧的常用工具和方法有哪些？刮痧有哪些适应证和禁忌证……静下心来阅读，我们将一一为你寻获这些问题的答案。

一 | 什么是"痧"
刮痧与痧

痧，最初在中医的概念里并不是现在所说的刮痧后出现的痧痕，而是指一类病症，称为痧证或痧气。它不是某一种独立的疾病，而是许多种疾病在发展过程中出现的共同症状，因此有"百病皆可发痧"的说法。中医古籍中有关痧证的记载，涉及内科、外科、妇科、儿科等各科疾病。《痧惊合璧》中介绍了四十多种痧证，如"角弓反张痧"类似现代医学里的破伤风，"绞肠痧"即霍乱，"痧子"即麻疹，"风痧"即小儿常见的风疹。另外，民间还有"寒痧""热痧""暑痧""暗痧"和"青筋痧"等说法。

刮痧最初是专门用来治疗痧证的。它是利用表面光滑的硬物作为工具，配以刮痧介质，在人体表面特殊部位（经络、穴位、疾病反应点等）进行反复刮拭，从而达到防治疾病目的的一种自然疗法。刮痧在古代称为砭法。据古书记载，中医的治疗手段有砭、针、灸、药、按跷和导引六种方法。砭法除了治疗效果特别好以外，还具有简单直接、无副作用等优点，能随时随地用来为人治病，是最方便的医疗方法，因此古人将砭法列为各种治疗方法之首。

患者经刮痧治疗后，局部皮肤表面会出现鲜红色、紫红色或暗青色的、高出皮肤表面的、类似"沙"样的斑点。中医认为，这种斑点是潜伏在人体内的一种致病因素，通过刮拭等方法可使其排出体表。因此，人们逐渐将这种疗法称为"刮痧"疗法，而"痧"也有了新的含义，那就是"痧疹"。清代邵新甫著《临证指南医案》中指出："痧者，疹之通称，有头粒如粟。"它是疾病在发展过程中，反映在体表的一种征象。

一 刮痧从旧石器时代就开始了
刮痧的发展历史

刮痧疗法的起源可以追溯到旧石器时代。那时的人们在用火取暖时，发现火烤到身体的某些部位会很舒服；后来又发现用烘热的石头熨烫身体，可以缓解风湿、肿毒等疾病；再后来人们又开始用烤热后的石头来刺破脓肿。通过长期的经验积累，远古人类学会了用石块在身体上的某些部位熨烫、刮拭、刺破放血来治疗疾病，并逐步学会了磨制更适合用来治病的工具——砭石。砭石疗法就是刮痧的雏形，此时是刮痧疗法的萌芽阶段。

刮痧疗法具体成形于什么年代已无法考证，但有资料证明，在春秋战国时期，刮痧疗法已经很盛行。扁鹊是春秋战国时期的名医，司马迁的《史记·扁鹊仓公列传》中扁鹊见蔡桓公的故事早已家喻户晓。《史记》中还记载了这样一个故事：有一次，扁鹊来到虢国，恰逢虢国举国上下都在祈福消灾，就询问是怎么回事。宫中有人告诉他，虢国太子病逝已有半天时间了，全国百姓正在为其哀悼。扁鹊问清楚太子的详细情况后，认为太子只是患了"尸厥"症，导致突然昏倒后不省人事、鼻息微弱，才被人误以为死去了。于是扁鹊亲自前去察看，确诊后，他让弟子"厉针砥石""以取外三阳五会"，再施以"熨剂"，不一会儿，被认为已死半日的虢国太子竟然神奇地"活"过来了。在治疗虢国太子的方法中，砭石疗法起了举足轻重的作用。文中提到的"厉针"就是指针刺，而"砥石"就是用表面光滑的石块作为刮痧器具进行刮痧治疗。这说明在春秋战国时期，刮痧已经被广泛用于治疗疾病了。

但是在春秋战国之后，刮痧等许多实用技术被看作

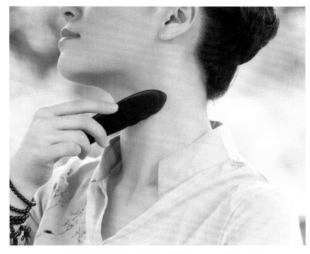

▲ 老祖宗留传给我们的外治法宝：刮痧疗法

医道小技，难登大雅之堂，因而未能像针灸等疗法一样得以系统发展，而是长期流传于民间，没有得到医家的整理和总结，因此关于刮痧的专著并不多。正如清代《痧胀玉衡》王庭《序》中所说："先是乡人用粪秽感痧，例制用钱蘸油而刮，然行之大都为妇人，为名医所不及。"

从两汉至明朝一千多年的时间里，几乎看不到刮痧的记载，然而刮痧在民间并未衰败。汉代开始使用陶器进行刮痧治疗；唐宋时期运用苎麻、铜器、银器等作为刮痧的工具；到了元明时代，人们则常采用瓷调羹蘸香油进行刮痧治病。元明时期，民间治疗痧证的经验引起了医学家的注意，中医书籍里关于刮痧疗法的记载也开始偶有记载，用瓷调羹蘸香油进行刮痧这种方法在中医书籍中又称为"戛掠"，古人注解说："戛，历刮也。"

到了清代，有关刮痧疗法的叙述逐步详细。清代郭志邃编写的《痧胀玉衡》是我国第一部论述痧证的专著。该书从痧的病源、流行、表现、分类以及刮痧方法、工具、综合治疗方法等方面都作了较为详细的论述。书中记载的刮痧方法有刮痧法、淬痧法、放痧法和搓痧法四种。吴师机在《理论骈文》中也记载了刮痧的运用："阳痧腹痛，莫妙以瓷汤匙蘸香油刮脊，盖五脏之系，咸在于脊，刮之则邪气随降，病自松解。"从《痧胀玉衡》开始，清代论述痧证的专著日渐增多，记载刮痧疗法的著作则更多。

刮痧疗法，千百年来在民间广泛流传。近年来，随着人们物质和精神生活水平的提高，人们的保健意识越来越强，加上内服药物所带来的毒副作用逐渐被人们所重视，因此，像刮痧这样的非药物自然疗法便日渐受到人们的喜爱。在目前医疗费用高涨的情况下，刮痧疗法以其"一听就懂，一看就会，一用就灵"的特点和花小钱、治大病的优势，成为了最受人们欢迎的家庭疗法之一。

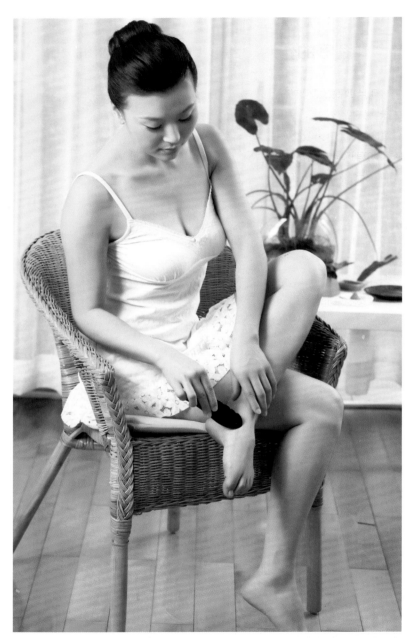

▲ 刮痧疗法以其简便和疗效显著等优势，成为了最受人们欢迎的家庭疗法之一

三 刮痧原理大盘点
刮痧的作用原理和功效

几片薄薄的刮痧板，就这样一拭一刮，却在长期的临床实践中被证明对多种疾病有着显著的疗效。这并不是魔术，而是中医外治疗法中常用的刮痧疗法，对于为什么能有这样神奇的疗效，我们可以从其现代医学和中医学的治病原理中窥知一二。

（一）减轻肌肉关节的紧张、痉挛和疼痛

当肌肉附着点、筋膜、韧带和关节囊等软组织受到损害时，可发出疼痛信号，通过神经的反射作用使相关组织处于警觉状态。肌肉的收缩、紧张，甚至痉挛便是这一警觉状态的反应，其目的是为了减少肢体活动，从而减轻疼痛，这是人体的自我保护反应。此时，若不及时治疗，或是治疗不彻底，损伤组织可形成不同程度的粘连、纤维化或瘢痕化，以致不断地发出有害的冲动，加重疼痛、压痛和肌肉收缩、紧张。

刮痧可有效地消除疼痛和肌肉紧张、痉挛，其主要机制有三条：一是加强局部循环，使局部组织温度升高，血液循环加快，更有利于恢复；二是在刮痧板直接刺激作用下，提高了局部组织的痛阈；三是紧张或痉挛的肌肉通过刮痧板的作用得以舒展，从而缓解其紧张和痉挛，减轻疼痛。

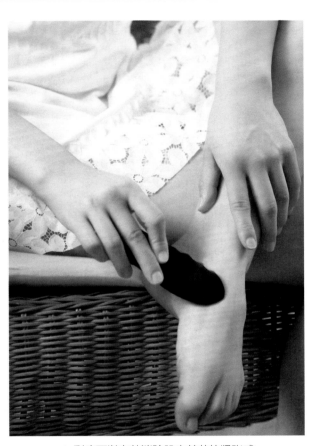

▲ 刮痧可以有效消除肌肉关节的紧张感

（二）信息调整

人体的各个脏器都有其特定的生物信息(各脏器的固有频率及生物电等)。当脏器发生病变时，有关的生物信息就会发生变化，而脏器生物信息的改变可影响整个系统乃至全身功能的平衡。刮痧保健和治病的依据之一，即是通过各种刺激或各种能量传递的形式作用于体表的特定部位，产生一定的生物信息，通过信息传递系统输入到有关脏器，对失常的生物信息加以调整，从而起到对病变脏器的调整作用。如刮内关，可调整冠状动脉血

液循环，延长左心室射血时间，使心绞痛患者的心肌收缩力增强，以增加心输出量，增大冠脉流量和血氧供给等；如刮足三里，可以对垂体、肾上腺髓质功能起到良性的调节作用，提高免疫能力和调整肠胃运动。

（三）排除毒素

刮痧时，用刮痧板在皮肤上刮拭使皮肤出痧，可使局部组织高度充血、血管扩张、血流及淋巴循环增多，白细胞吞噬作用及搬运力量加强；使体内废物、毒素加速排出，组织细胞得到营养，从而净化血液，增加全身抵抗力，减轻病情，促进康复。

（四）自身溶血

刮痧时的出痧是一种血管扩张渐至毛细血管破裂、血液外溢、皮肤局部形成淤斑的过程。这些凝血块（痧痕）通过身体的自身溶血作用，不久后即能被吸收，这样可加快局部组织血液循环和新陈代谢的速度。同时使身体的防御能力增强，从而起到预防和治疗疾病的作用。自身溶血是一个良性的弱刺激过程，不但可以刺激免疫系统，使其得到调节，还可通过神经作用于大脑皮层，从而起到调节大脑兴奋和抑制过程，促进内分泌系统平衡的作用。

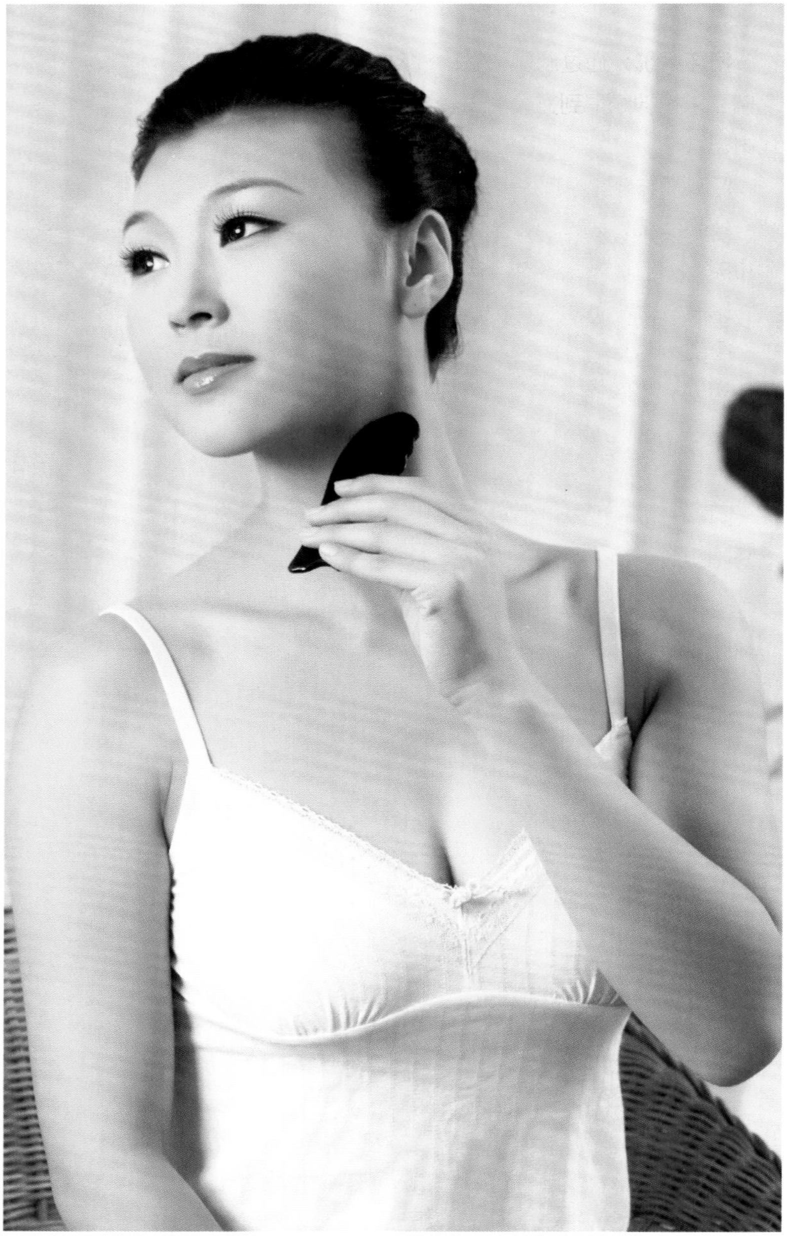

▲ 刮痧不仅能排毒养颜，还能防病治病

（五）对各系统的影响

循环系统：通过刮拭可使血液和淋巴循环增强，使肌肉和末梢神经得到充分的营养，从而促进全身的新陈代谢。

呼吸系统：对呼吸中枢具有镇静作用。

神经系统：通过刮拭刺激神经末梢可增强人体的防御功能。

免疫系统：通过刮拭刺激，可增强人体的免疫能力。

经刮痧刺激后，能引起人体产生以上变化，通过这些作用，从中医的角度来讲，刮痧最终能对人体产生以下的功效。

● 调节阴阳

阴阳是中医理论的核心。人体在正常情况下，保持着阴阳相对平衡的状态。如果因为病邪或者跌扑损伤等因素使阴阳的平衡遭到破坏，就会导致"阴胜则阳病，阳胜则阴病"的病理变化，从而产生"阳盛则热，阴盛则寒"等临床症候。刮痧治疗的关键就在于根据症候的属性来调节阴阳的偏盛偏衰，使身体恢复"阴平阳秘"的状态，达到治愈疾病的目的。根据疾病的阴阳属性不同，刮痧手法也不同。病在经络、皮肉者属表，属阳，刮痧宜轻刮；病在脏腑、筋骨者属里，属阴，宜重刮。刮痧对阴阳平衡的调节是双向的，如血压不稳定者，经刮拭躯干、四肢穴位后，偏低的血压可升高，而偏高的血压可降低。

● 活血化淤

人体肌肉、韧带、骨骼一旦受到损伤，在局部产生淤血，会使经络气血运行不畅，若淤血不消，则疼痛不止。这时在局部或相应穴位刮拭，可使淤血消散，新血得生，经络畅通，气血运行顺畅，达到通则不痛的目的，这就是刮痧活血化淤的功效。

● 扶正祛邪

刮痧之后，相应部位的皮肤出现青紫充血的痧痕，肌肤腠理得以开泄疏通，滞于经络穴位及相应组织器官内的风、寒、痰、湿、淤血、火热、脓毒等各种邪气从皮毛透达于外，使经络得以畅通。当人体正气虚弱时，外邪易乘虚而入，通过补虚泻实的手法刮拭相关穴位与部位，可使脏腑功能得以增强，从而抵御外邪，保持身体健康。

● 疏经通络

经络是气血运行的通道，内溉脏腑，外濡腠理，以维持人体的正常生理功能。《灵枢·经脉》中就有"经脉者，所以决死生，处百病，调虚实，不可不通"的论述。若经络不通，则气血不和，就会导致疾病发生，故中医有"不通则痛，不痛则通"的理论。刮痧疗法通过反复刮拭病变部位，可以起到"通其经脉，调其气血"的作用。

● 清热消肿

根据中医治法中"热则疾之"的原理，通过放痧手法的刺激，可使内部阳热之邪透达于体表，最终排出体外，从而达到清热的目的。故刮痧能清除体内的火热、肿毒。

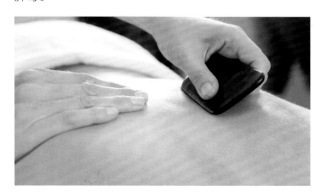

四 梳子、硬币都可以用来刮痧
常用的刮痧工具

刮痧并不是直接用刮具在皮肤上刮拭，刮拭之前，要在皮肤上涂抹一些润滑剂，以保护皮肤，减轻疼痛。刮痧工具的选择，直接关系到刮痧治疗保健的效果。古人常用铜钱、汤勺、嫩竹板等作为刮具，用水、香油、酒等作为润滑剂。这些工具取材比较方便，但是比较简陋，本身没有药物治疗作用，现在已经很少使用，取而代之的是经过加工、有药物治疗作用又不会产生不良反应的工具。

刮痧板使用完之后，可用肥皂水洗净擦干或用酒精擦拭消毒。为防止交叉感染，最好固定专人专板使用。水牛角刮痧板如长时间置于潮湿之地，或浸泡在水中，或长时间暴露于干燥的空气中，都会出现裂纹，影响其使用寿命。因此，刮痧板洗净后应立即擦干，最好放在塑料袋或皮套内保存。玉质板在保存时要避免磕碰，以防弄碎。

（一）刮具

● 刮痧板

刮痧板是刮痧的主要工具。从质地上来说，主要有水牛角刮痧板和玉质刮痧板两种。水牛角制品质地坚韧，光滑耐用，味辛、咸，性寒，具有发散行气、清热解毒、活血化淤的作用，其药性与犀牛角相似，只是药力稍逊，常为犀牛角的代用品；玉性甘味平，入肺经，能润心肺、清肺热。

目前，市面上有各种形状的刮痧板和集多种功能的刮痧梳。通常标准的刮痧板呈长方形，长10厘米，宽6厘米，厚的一侧为0.5厘米，薄的一侧为0.2厘米。四角圆钝，宽的一边呈凹形。保健刮痧时用厚的一侧，治疗疾病时用薄的一侧。呈凹形的一侧用于刮拭脊柱、手指、足趾等部位，圆钝的四角则用于按压经脉、穴位和敏感点等部位。

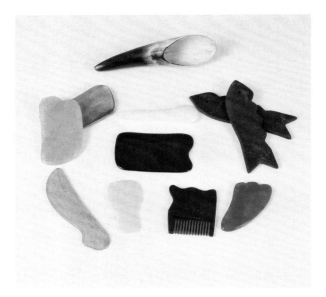

▲ 刮痧板

● 石器

　　石器是最早的刮痧器具，在刮痧疗法起源之时就是使用石器来刮痧的。一般选用表面光滑无棱角、便于持握的石块作为刮痧工具。

● 陶器

　　陶器在汉代时经常被用于刮痧。一般选用边缘光滑无破损的汤匙、瓷碗、瓷杯、瓷盘等，用其边缘进行刮痧。

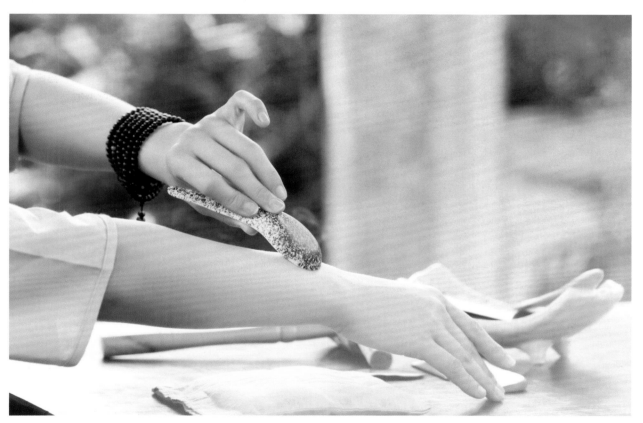

▲ 家庭常用的汤匙也可以作为刮痧工具

● 硬币

　　多选用边缘较厚钝而光滑、没有残缺的铜钱、银元、铝币等作为刮痧器具。

● 木质板

　　多选用沉香木、檀香木等质地坚实的木材制成平、弯、有棱角且光滑的刮痧板，用其边缘进行刮痧。

● 其他刮具

　　用小酒杯、有机玻璃、纽扣、药匙等作为刮痧器具。

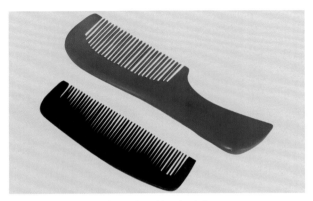

▲ 梳子也可以用来刮痧

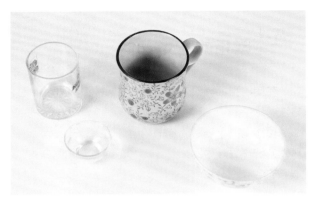

▲ 其他刮具

（二）润滑剂

刮痧润滑剂有两方面的作用，一是减少阻力，增加润滑度，避免皮肤被刮伤；二是具有药物的治疗作用。一般多选用以下介质作为刮痧润滑剂。

● 冬青膏

以冬青油与凡士林按1:5的比例混合调匀制成。适用于一切跌打损伤的肿胀、疼痛以及陈旧性损伤和寒性病症等。

● 香油

也可用其他植物油代替。适用于久病劳损、年老体弱及婴幼儿等。

● 鸡蛋清

鸡蛋清适用于热病、久病后期、手足心热、烦躁失眠、嗳气吞酸等病症。

● 葱姜汁

取葱白、生姜等量切碎、捣烂，按1:3的比例浸入95%的酒精中，放置3~5日后，取汁液使用。适用于风寒引起的感冒、头痛以及寒凝气滞引起的脘腹疼痛等。小儿刮痧时多用生姜汁，因为生姜汁十分润滑，刮拭时不易擦破小儿柔嫩的皮肤。

● 白酒

选用浓度较高的粮食白酒或药酒。适用于损伤疼痛日久或四肢麻木、手足痉挛、腰膝酸软无力等病症，对发热的患者还有降温的作用。

● 滑石粉

医用滑石粉或爽身粉等均可使用。适用于婴幼儿以及炎热的夏季。

● 刮痧油

由芳香药物的挥发油和植物油经提炼、浓缩制成。具有祛风除湿、行气开窍、止痛的作用。

● 止痛灵

用中药丹参、桃仁、血竭、蜈蚣、三七、麝香、酒精提炼而成，具有消毒杀菌、活血消肿、止痛的作用。

● 刮痧活血剂

以天然植物为原料，经提炼、浓缩、调制而成，具有活血化淤、促进血液循环，扩张毛细血管，促使出痧等作用。

五 刮痧不仅仅只有"刮" 常用的刮痧方法

在使用刮痧疗法时，应根据病情选择相对应的刮痧方法，才能取得最好的治疗效果。刮痧有各种不同的方法，可用刮具，也可用手指，还可用针具。大体上，刮痧的方法主要分为四类，分别是刮痧法、撮痧法、挑痧法和放痧法。

（一）刮痧法

刮痧法是刮痧疗法中最常用的一种方法。操作者用刮痧器具蘸取润滑剂后，在患者体表的特定部位反复刮拭，使皮肤出现痧痕为度。刮拭时，要按顺序刮拭，用力要均匀，一般采用腕力，同时要根据患者的反应随时调整刮拭的力量，以达到最好的治疗效果。

因操作方法不同，刮痧法又分为直接刮法和间接刮法两种。

● **直接刮法**

患者取坐位或俯卧位，操作者先用热毛巾擦洗患者将要刮痧部位的皮肤，均匀地涂上刮痧介质，然后手持刮具在皮肤上直接进行刮拭，以刮出痧痕或血点为止。此法刺激强、见效快，多用于体质比较强壮的患者。

● **间接刮法**

先在患者要刮拭的部位覆盖一层毛巾或棉布，然后用刮具在毛巾或棉布上进行刮拭，使局部皮肤发红、充血、出斑，此为间接刮法。此法，刺激相对较小，多用于小儿、老人、体弱、高热、中枢神经系统感染、抽搐及某些皮肤病患者。

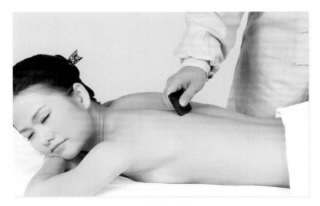

▲ 直接刮法

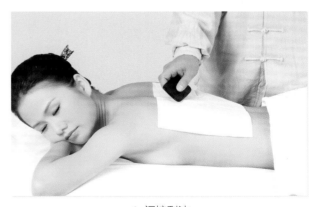

▲ 间接刮法

（二）撮痧法

撮痧法是指操作者用手指代替刮具，用手指扯、夹、挤、抓患者体表特定部位的皮肤，至局部出现红紫痧痕的一种治疗方法。根据手指的不同指法和力度，撮痧法可分为扯痧法、夹痧法、挤痧法和抓痧法。

● 扯痧法

操作时操作者拇指和食指对抗用力，将患者皮肤提起，同时两手指上下或旋转地揉捏皮肤，再松开，如此进行3~5遍，至皮肤出现痧痕。此法力度较大，要以患者能忍受为度，具有发散解表、通经解郁的功效。扯痧法主要用于头部、颈部、背部、面部的太阳和印堂。

● 夹痧法

又称为钳痧法或揪痧法。操作者五指屈曲，以食指和中指的第2指间关节对准操作部位，对抗用力，提拧起患者皮肤，即两指用力夹紧皮肤并提起；提至最高处时，两指同时带动夹起的皮肤一同旋转，然后松开，使皮肤恢复原状，如此一提一放，反复进行，以能够听到皮肤的弹响并连连发出"吧吧"的声响为最佳。在同一部位可连续操作6~7次，直到被拧起的皮肤出现痧痕为止。

由于揪的作用对皮肤有较强的牵引力，所以常引起局部或全身反应，使施术部位的皮肤潮红，且稍有疼痛感，但痧被揪出、局部出现淤血后，患者就会感到周身舒展。此法多用在穴位上，具有通经活络、活血止痛、调和阴阳、引血下行的功效。适用于皮肤张力不大的头部及腹、颈、肩、背等处。

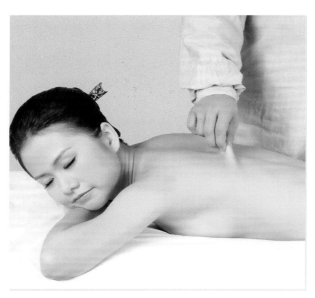

▲ 扯痧法

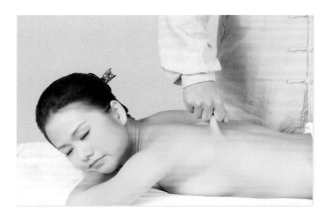

▲ 夹痧法

● 挤痧法

操作者用拇指和食指在患者撮痧部位用力挤压，连续操作3~5次，直至挤出一块块或一小排紫红色痧斑为止。此法多在体表各个穴位上操作，一般用于头额部位。

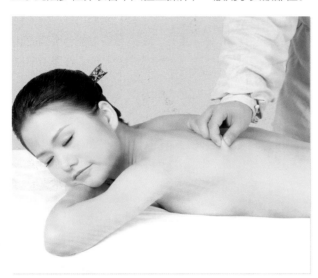

▲ 挤痧法

● 抓痧法

操作者以拇指、食指和中指三指对抗用力，均匀地提起撮痧部位的皮肤，在提起的同时，三个手指来回滑动，用力揉捏皮肤，然后松开皮肤。手指在患者的撮痧部位游走，持续重复提起、揉捏的动作，直到出现痧痕为止。此法具有疏通经络、健脾和胃、调和气血、行气活血的功效。

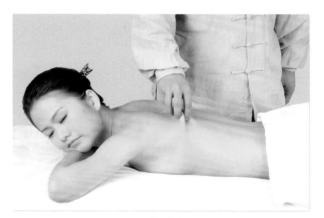

▲ 抓痧法

（三）挑痧法

挑痧法是用针具在人体体表的穴位或特定部位上，刺入皮下挑断纤维丝或挤出点滴淤血来治疗疾病的方法。挑痧时，操作者先用酒精棉球消毒挑刺部位，然后左手捏起挑刺部位的皮肉，右手持三棱针；对准部位将针横向轻快刺入皮肤，挑破皮肤0.2~0.3厘米，再深入皮下，挑断皮下白色纤维组织或青筋。有白色纤维组织的地方，挑尽为止；有青筋的地方，每点挑3下，同时用双手挤出淤血。术后用碘酒消毒皮肤，敷上无菌纱布，用胶布固定。此法主要用于头部、颈部、胸部、腰背部和四肢部等，可治疗暗痧、宿痧、郁痧、闷痧等症。

（四）放痧法

放痧法是刮痧疗法中的一种为了增强疗效而配合使用的疗法，主要用于四肢末端穴位、口腔内穴位、五官部位的部分穴位以及一些不能施以刮痧法的部位。本法刺激性较强，具有清泻痧毒、通脉开窍、急救复苏等功效，多用于重症急救。其方法是操作者用消毒的三棱针快速点刺皮肤血脉，通过放痧使血液循环加速，让淤血和痧毒从体内排出。放痧法又分为泻血法和点刺法两种。

● 泻血法

常规消毒后，操作者左手拇指压在患者被刺部位的下端，上端用橡皮管结扎，右手持三棱针对准被刺部位的经脉穴位，迅速刺入静脉中1.5~3毫米深；然后出针，使其流出少量血液，出血停止后，用消毒干棉球按压针孔。当出血时，也可轻按静脉上端，以助淤血排出、毒邪得泻。此法适用于肘窝、腘窝及太阳穴等处的浅表静脉，可用于治疗中暑、急性腰扭伤、急性淋巴管炎等症。

● 点刺法

针刺前先推按被刺部位，使血液积聚于针刺部位；经常规消毒后，操作者左手拇指、食指、中指三指夹紧患者被刺部位或穴位的皮肉，右手持针，对准穴位迅速刺入3~6毫米，随即将针退出；轻轻挤压针孔周围，使血液流出，然后用消毒干棉球按压针孔。此法多用于手指或足趾末端穴位，如十宣穴、十二井穴或头面部的太阳、印堂、攒竹、上星等穴。

★ 挑痧法和放痧法具有一定的危险性，最好由专业人员操作，不适合家庭使用。

▼ 点刺法

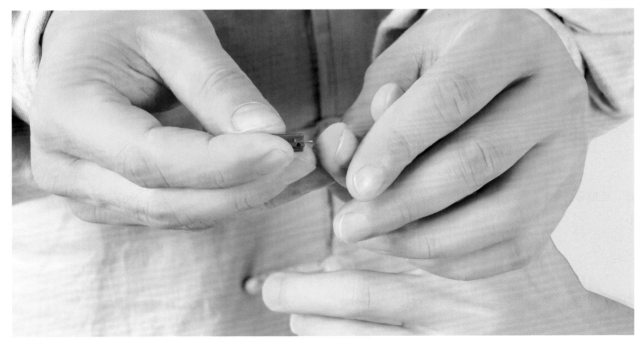

六 | 认清宜忌，疗效更佳
刮痧的适应证和禁忌证

在古代，刮痧只用于治疗各种痧证，使用范围比较局限。现在，经过临床无数医疗实践积累，刮痧的治疗范围已经扩大到内科、外科、妇科、儿科等临床各科，还可用来保健养生、养颜美容。据统计，刮痧对四百多种疾病具有疗效。同时，作为一种治疗方法，刮痧也有其禁忌证。

（一）适应证

内科病症： 感受外邪引起的感冒发热、头痛、咳嗽、呕吐、腹泻以及高温中暑等；急慢性支气管炎、肺部感染、哮喘、中风后遗症、泌尿系统感染、遗尿症、急慢性胃炎、肠炎、便秘、腹泻、高血压、眩晕、糖尿病、胆囊炎、肝炎、水肿；各种神经痛、脏腑痉挛性疼痛等，如神经性头痛、胆绞痛、胃肠痉挛和失眠、多梦等神经官能症。

外科病症： 以疼痛为主要症状的各种外科病症，如急性扭伤；感受风寒湿邪导致的各种软组织疼痛，各种骨关节疾病，坐骨神经痛、肩周炎、落枕、慢性腰痛、风湿性关节炎、类风湿性关节炎、膝关节骨质增生、股骨头坏死，外科如痔疮，皮肤科如皮肤瘙痒症、荨麻疹、痤疮等病症。

儿科病症： 小儿营养不良、小儿食欲不振、小儿生长发育迟缓、小儿感冒发热、小儿腹泻、小儿遗尿等病症。

五官科病症： 牙痛、鼻炎、鼻窦炎、咽喉肿痛、视力减退、弱视、青少年假性近视、急性结膜炎、耳聋、耳鸣等病症。

妇科病症： 痛经、闭经、月经不调、乳腺增生、产后病等。

保健美容： 预防疾病、病后恢复、强身健体、减肥、养颜美容等。

（二）禁忌证

◎ 有严重心脑血管疾病、肝肾功能不全、全身水肿者禁用。下肢静脉曲张、下肢水肿的患者，刮拭方向应由下向上，用轻手法。大血管显现处禁用重刮。

◎ 接触性皮肤病患者忌用刮痧，防止将疾病传染给他人。有出血倾向者，如糖尿病晚期、严重贫血、白血病、再生障碍性贫血和血小板减少症的患者禁止刮痧。

◎ 过度饥饱、过度疲劳、醉酒者不可接受重力、大面积刮痧，否则会引起虚脱。

◎ 精神病患者禁用刮痧法，因为刮痧会刺激这类患者发病。

◎ 孕妇的腹部、腰骶部禁止刮痧，否则会引起流产。女性乳头禁刮。

◎ 凡体表有疖肿、破溃、疮痈、斑疹和不明原因包块处禁止刮痧，否则会导致创口的感染和扩散。皮肤高度敏感或者重度过敏者，禁刮。

◎ 急性扭伤、创伤的疼痛部位或骨折部位禁止刮痧，因为刮痧会加重伤口处的出血。

◎ 眼睛、口唇、舌体、耳孔、鼻孔、肚脐、前后二阴等部位禁止刮痧，否则会使这些部位黏膜破损。小儿囟门未合时，头颈部禁止刮痧。

七 掌握这些，刮痧其实很简单 刮痧的操作方法

刮痧有方便实用、直观易学、见效迅速、疗效明显等特点，是一种很值得普及和推广的医疗保健方法。那么，刮痧具体该如何操作呢？下面我们从刮痧的补泻手法、操作步骤等方面来介绍刮痧的操作方法。

（一）补泻手法

刮痧的手法分为补法、泻法和平补平泻法。刮痧的补泻作用取决于操作力量的轻重、速度的快慢、时间的长短、刮拭的方向等因素。

● 补法

补法是指能增强人体正气，使脏腑功能旺盛的方法。其刮拭按压的力量小，刮拭速度慢，刺激时间较长，向心脏方向进行。适用于年老、体弱、久病、重病或形体瘦弱的虚证患者。

● 泻法

泻法是指能疏泄病邪，使亢进的功能恢复正常的方法。其刮拭按压的力量大，刮拭速度快，刺激时间较短，背离心脏方向进行。适用于年轻、体壮、新病、急病或形体壮实的实证患者。

● 平补平泻法

介于补法和泻法之间，有三种刮拭方法。第一种按压力量大，刮拭速度慢；第二种按压力量小，刮拭速度快；第三种按压力量中等，速度适中。平补平泻法常用于正常人刮痧保健或虚实兼有的患者。

病情重、病灶深，但体质较好或疼痛性疾病患者，刮痧宜用泻法或平补平泻法；病情轻，病灶浅，但体质较差的患者，宜用补法。用泻法或平补平泻法刮痧时，每个部位刮拭的时间一般在3~5分钟；用补法刮拭，每个

部位刮拭的时间为5~10分钟。通常一个患者应选择3~5个部位进行刮拭。

另外，刮拭的方向顺经脉运行方向者为补法，逆经脉运行方向者为泻法；刮痧后加温灸者为补法，刮痧后加拔罐者为泻法。

（二）操作步骤

第一步：先根据患者的病情，确定刮痧部位以及刮痧手法。再让患者选择自然舒适、便于操作者操作的体位，暴露刮痧部位。

第二步：用热毛巾擦洗患者刮拭部位的皮肤，再用75%的酒精棉球对刮痧部位、刮痧器具以及操作者的手指进行消毒。

第三步：在刮痧部位涂上一层润滑剂，手持刮具与刮痧部位成45°角，灵活利用腕力和臂力斜刮。操作手法由轻到重，以患者能耐受为度，用力宜均匀适中。

第四步：刮痧的顺序是由上而下，由内向外。即先刮头颈部、腰背部，再刮胸腹部，最后刮四肢和关节部位。具体来说，面部由内侧刮向外侧，头部由头顶向四周，颈部由上向下，腰背部由上而下及由内侧向外侧，胸部由内侧向外侧，腹部由上而下，四肢由上而下。每个部位一般先刮阳经，再刮阴经；先刮身体左侧，再刮身体右侧。刮完一处之后再刮另外一处，不可无次序地乱刮。同时，要顺着一个方向刮拭，不能来回刮。皮肤出现痧点、紫斑即可，不可过度刮拭。

第五步：刮痧完毕之后，应让患者将衣服穿好，防止着凉。并饮1杯开水，以利于排毒。

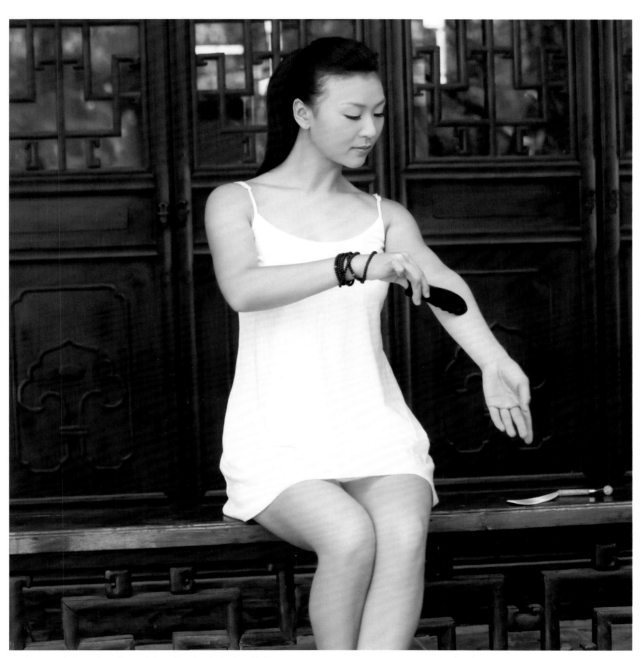

▲ 按照正确的手法和步骤刮痧，会取得事半功倍的效果

八 | 让刮痧更安全 刮痧的注意事项

为了保证刮痧的疗效，减轻刮痧对患者造成的疼痛，以及避免刮痧可能引起的不良后果，在刮痧前、刮痧时和刮痧之后应注意以下事项。

◎ 在刮痧之前，应对患者做好解释工作，以消除患者的紧张情绪。在刮痧过程中要随时关注患者的神色，并询问患者的感受，一旦患者有不适情况应及时调整刮痧的手法、力度等，或者采取别的措施，防止患者出现晕刮。

◎ 刮痧治疗时，应注意室内保暖，尤其是在冬季应避寒冷和风口。夏季刮痧时，不能让风扇直接吹到刮拭部位。冬季天气寒冷刮痧时间宜长，夏季天气炎热刮痧时间宜短。

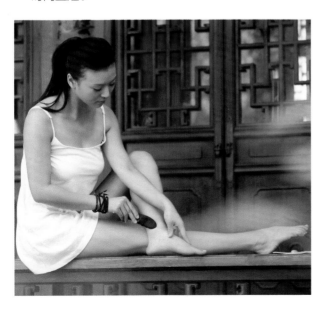

◎ 凡肌肉丰满处，宜用刮痧板的横面(薄面、厚面均可)刮拭。关节处、手指、脚趾、头面部等肌肉较少、凹凸不平之处宜用刮痧板棱角刮拭。

◎ 年迈、体弱、儿童、特别怕痛的患者可用间接刮痧法，在刮痧部位放上1块干净的手绢或柔软的布，隔布刮痧，手法不可太重。

◎ 若刮痧处有疔疮疖肿、外伤瘢痕或皮肤溃烂，应避开这些部位，不要在其上面刮拭。

◎ 刮痧后患者可休息一会儿，并喝适量温开水，禁食生冷、油腻食物。不要马上用水清洗刮痧部位，可先用干净的纸擦去皮肤上的润滑剂，刮痧后3小时内禁止洗澡，更不能洗凉水澡。

◎ 对一些不出痧或出痧较少的患者，不能片面地追求出痧。出痧量的多少和疾病的性质、刮痧的部位、患者的体质以及刮痧的手法等诸多因素有关，不能片面地认为出痧越多，治疗效果就越好，从而过度地刮拭皮肤。只要按照正确的刮痧方法来刮痧，不管出痧多少，都会对疾病有治疗效果。

◎ 前1次刮痧部位的痧痕未退时，不宜在原处再次进行刮痧。一般第2次刮痧时间需等3~6天之后，以皮肤上痧退及无疼痛感为标准。一般3~5次为1个疗程，休息1周后再进行下1个疗程。

九	**不同反应不同处理** **刮痧后常见的反应**

　　刮痧是通过刮痧板、手指或者针具对体表的穴位或者特定部位进行刺激，使身体产生反应，从而达到保健、治病目的的一种疗法。人体在受到刮痧的刺激后，会产生各种反应。在局部，皮肤会出现痧痕，还可能会有疼痛、发热的感觉；在全身，如果患者情绪紧张或者身体虚弱，无法承受刮痧的刺激时，会出现头晕、心悸、出冷汗、面色苍白、恶心欲吐等症状，称为晕刮。在使用刮痧疗法时，我们应认识正常的刮痧反应，并预防晕刮等不良反应的出现。

（一）痧痕

　　刮痧之后，皮肤对刮痧的刺激会产生各种反应，主要是皮肤颜色和形态的改变，称为痧痕。常见的痧痕包括体表局部组织潮红、紫红或紫黑色淤斑、小点状紫红色疹子，并常伴有不同程度的热痛。在形态上，有散

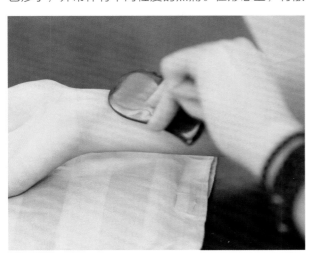

▲ 刮痧之后，可以根据痧痕观察病情

在、密集或斑块状等不同形态，湿邪重者多出现水疱样的痧痕。凡有病灶之处，只要刮拭数分钟，便可见微红，轻则出现红色杂点，重则成斑，甚至出现青黑斑块，触之略有阻碍感或隆凸感。较严重的黑斑块，刮拭时则会有痛感。

　　痧痕对疾病的症状、治疗和预后判断有一定的指导意义。痧痕色鲜红，呈点状，多为表证，病程短，病情轻，预后多良好；痧痕色暗红，呈片状或斑块，多为里证，病程长，病情重，预后差。随着刮痧的治疗，痧痕颜色由暗变红，由斑块变成散点，说明病情正在好转，治疗是有效果的。

（二）晕刮

　　当出现晕刮时，操作者应及时停止刮拭，迅速让患者平卧，取头低脚高的体位。让患者饮1杯温开水，并注意保暖。休息片刻后，患者就能恢复正常。如恢复较慢，可掐按患者的百会、人中、内关、足三里、涌泉等穴位。

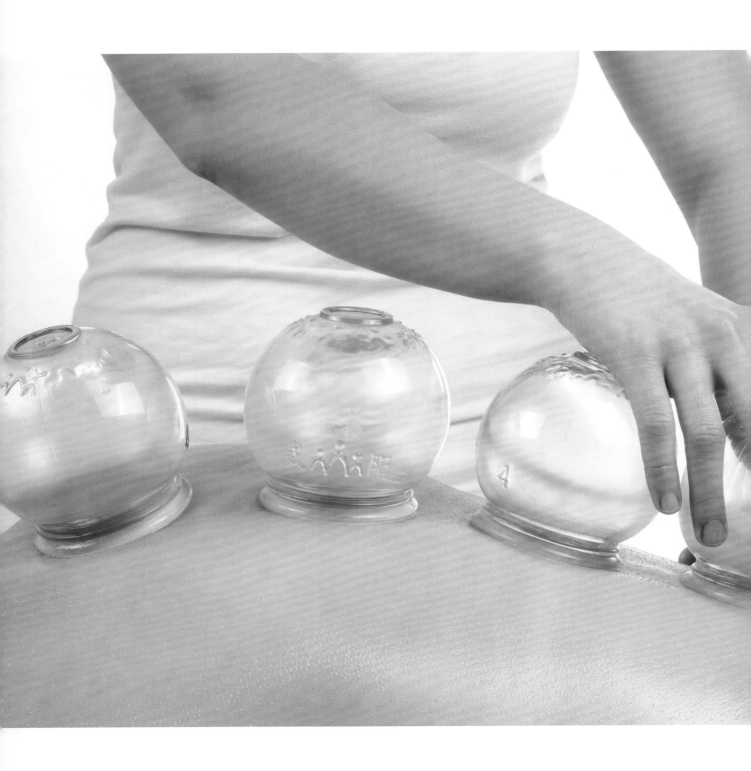

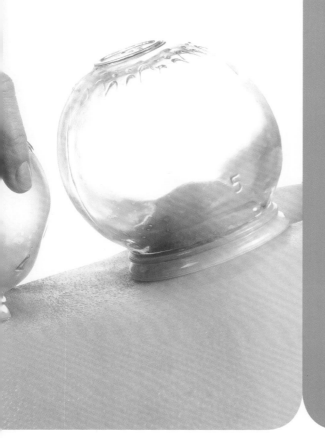

认识经络
找准穴位

经络是分布在人体上的一条条气血的通道，将人体联系成了一个有机的整体。经络学说是中医辨证论治的理论依据，是中医的基础和核心理论。可以说，中医从辨别病症开始，到确定治则、治法，再到处方用药或外治法使用，任何环节都需要经络学说作为指导。尤其是中医外治法，更是与经络和穴位密不可分。无论针刺、灸法，还是拔罐、刮痧，都是以经络和穴位作为施治部位的。因此，我们在学习使用拔罐和刮痧疗法时，有必要清楚地了解什么是经络和穴位。

第一节 认识经络和穴位

经络是什么东西？对于这个问题，聪明的古人早在几千年前就已经给出了答案，并绘制出了详细的经络图谱。

在几千年的中医发展和应用过程中，经络学说在指导临床实践中起着决定性作用。然而，自西方医学传入我国以来，关于经络学说的争论此起彼伏，即使到了科学高度发达的今天，对经络的认识还只处在争鸣阶段，至今仍没有一个统一的、清楚的科学解释。但种种迹象表明，经络是真实存在的。

一 经络是真实存在的

虽然早在2000多年前就已经有了详细的经络图谱，但是用现代的解剖方法，根本就找不出与图谱一致的经络。手术刀不能帮助人观察到经络，无论用哪一种现代的精密仪器，对此也无能为力，于是，不少人对经络的存在表示怀疑。

有人说研究出经络实质的人可以获得诺贝尔奖，于是研究经络实质在东方、西方都变得十分狂热。20世纪60年代，朝鲜有一位叫金凤汉的科学家宣称他找到了实质存在的经络，并命名为"凤汉小管"，后来却拿不出实际的证据，只得承认是弄错了。

曾任美国总统的尼克松在访华时现场观看了针灸治病，并为之惊叹不已。随后针灸传入美国，西方各国亦开始了对经络穴位的研究。

半个多世纪以来，国内外许多学者对经络不懈地进行探索，使用了各种最先进的研究技术，但都没能提出一种得到公认的理论来描述经络的实质。

虽然经络的实质研究并没有得出一个令人信服的结论，但是经络并非子虚乌有，我国科学家已经用现代科学实验检验了经络存在的客观性。此外，还有很多现象都能证明经络是真实存在的。

一是感觉。针灸或按压穴位时，人体经络循行部位会出现酸、麻、胀、痛等感觉，中医把这种现象称为"得气"，得气后治疗的效果会更好。是否能得气跟个

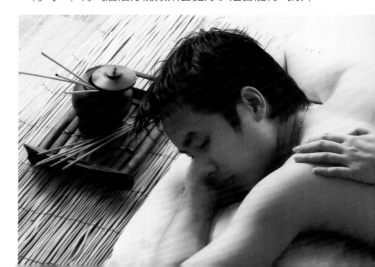

人的体质有关，有的人经络比较敏感，感觉比较明显，有的人感觉则很微弱。一般说来，黑人和白人的循经感传比黄种人明显，所以黑人和白人运用针灸施治时效果更好。

二是皮肤病循经分布。某些人得皮肤病后，皮肤上的斑疹是沿着经络循行部位分布的，而并不是沿着神经或血管分布的。

三是皮肤低电阻。经实验发现，经络循行部位的电阻比其他部位低，这种现象不仅在活人身上可以观察到，在活的动物身上也可以观察得到。

四是皮肤血管反应。在刺激某些穴位后，循经感传的路线上会出现红线、白线、皮疹、皮下出血、皮丘带等皮肤血管反应。

五是经络迹象。经科学家研究发现，人体是一个发光体，可以主动发出很微弱的冷光，发光强的点绝大多数在经络上。几年前，法国研究人员通过在穴位注射放射性物质锝，借助电子照相机成功拍下了锝的行走路线，发现它的行走路线与中医的经络基本相同，同时证明穴位是经络上的某些点。日本的科学家接着采用电子计算机和全息技术，将人体由平面转为立体观察，通过荧光染色发现穴位实际上是某些组织的"聚合物"，具有高度的灵敏性。另外，同位素跟踪、声音的传导等检测手段都表明经络循行的存在。

各种迹象证明，经络确实是真实存在的。随着科学的发展和越来越多的科学家投入到经络的研究之中，相信在不远的某一天，经络的实质会大白于天下的。

二　经络的基本介绍（总览表）

经络系统
- 经脉
  - 十二经脉
    - 手三阴经 ▶ 手太阴肺经、手厥阴心包经、手少阴心经
    - 手三阳经 ▶ 手阳明大肠经、手少阳三焦经、手太阳小肠经
    - 足三阴经 ▶ 足太阴脾经、足厥阴肝经、足少阴肾经
    - 足三阳经 ▶ 足阳明胃经、足少阳胆经、足太阳膀胱经
  - 奇经八脉 ▶ 十二经脉之外的另一些重要的经脉，包括督脉、任脉、冲脉、带脉、阴跷脉、阳跷脉、阴维脉、阳维脉，有统率、联络和调节十二经脉的作用
  - 十二经别 ▶ 从十二经脉中分出的最大分支，能加强十二经脉中互为表里的两经之间联系
  - 十五别络 ▶ 从十二经脉及任脉、督脉各分出一支别络，再加上脾之大络，有加强表里两经在体表的联系和渗灌气血的作用
  - 十二经筋 ▶ 十二经脉循行部位上分布的筋肉系统
  - 十二皮部 ▶ 十二经脉的功能活动反映于体表的部位
- 络脉
  - 浮络 ▶ 分布于人体浅表部位的络脉
  - 孙络 ▶ 细小的络脉

三 经络对人体的重要作用

经络是运行气血、联系脏腑和体表及全身各部位的通道。经，原意是"纵丝"，有路径的含义，即直行主线的意思，是经络系统中的主干，深而在里，贯通上下，沟通内外；络，有网络的含义，是经脉别处的分支，浅而在表，纵横交错，遍布全身。

经络中的经脉、经别与奇经八脉、十五络脉，纵横交错，入里出表，通上达下，联系人体各脏腑组织；经筋、皮部联系肢体筋肉皮肤；浮络和孙络联系人体各细微部分。经络是人体气血运行的通道，能将营养物质输布到全身各组织脏器，使脏腑组织得以营养，筋骨得以濡润，关节得以通利。

经络行血气而使营卫之气密布周身，在内和调于五脏，洒陈于六腑，在外抗御病邪，防止内侵。外邪侵犯人体，由表及里，先从皮毛开始。卫气充实于络脉，络脉散布于全身而密布于皮部，当外邪侵犯机体时，卫气首先发挥其抗御外邪、保卫机体的屏障作用。如《素问·缪刺论》所说："夫邪客于形也，必先舍于皮毛，留而不去，入舍于孙脉，留而不去，入舍于络脉，留而不去，入舍于经脉，内连五脏，散于肠胃。"

经络学说阐述人体经络的循行分布、生理功能、病理变化及其与脏腑的相互关系，是针灸学科的基础，也是中医基础理论的重要组成部分。经络理论贯穿于中医的生理、病理、诊断和治疗等各个方面，对中医各科的临床实践有重要指导意义。医家通过辨证，可以选择不同的经络进行施治。古人有"宁失其穴，勿失其经"的记载，可见经络是中医外治法辨证论治的基础。

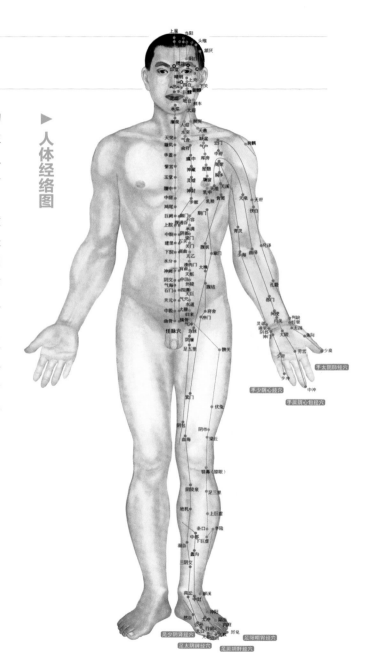

人体经络图

找准穴位，拔罐、刮痧效果更显著

第二节

腧穴，通常也被称为穴位。穴位是人体经络气血所注的部位，也是经络接受体内或外界刺激的反应点。在刮痧、拔罐过程中，需要选取相应的穴位进行手法操作。通过刮痧、拔罐作用于相应的穴位，可刺激经络气血的运行，并通过相应的经络作用于人体的内在脏腑，起到疗病调理的作用。所以，准确找到相应的穴位，是获得拔罐、刮痧好疗效的保证。

一　小小穴位作用大

穴位有沟通表里的作用。内在脏腑气血的病理变化反映于体表穴时，相应的穴位会出现压痛、酸楚、麻木、结节、肿胀、变色、丘疹、凹陷等反应，利用穴位的这些病理反应可以帮助诊断疾病。穴位更重要的作用是治疗疾病，通过针刺、艾灸、推拿、刮痧、拔罐等刺激相应穴位，可疏通经络，调节脏腑气血，达到治病的目的。

具体说来，穴位的主治作用有以下这些：

近治作用：是指通过作用于该穴位，能治疗该穴所在的部位以及邻近组织、器官的局部病症，这是一切穴位主治作用中共同具有的特性。

远治作用：在十二经和任督二脉的穴位中，尤其是十二经脉在四肢肘膝关节以下的穴位，不仅能够治疗局部病症，还可以治疗本经循行所及的远隔部位的器官组织的病症，甚至能够影响全身的功能。比如灸合谷穴，不仅可以治疗上肢病，还可以治疗颈部及头面部疾患，同时还可以治疗外感发热病；灸足三里穴不仅可以治疗

下肢病，而且对调整消化系统功能，甚至对人体防御疾病等都具有一定的作用。

特殊作用：指的是某些穴位具有双重良性调整作用或相对特异性。具有双重良性调节作用的穴位，如天枢，可以治疗泄泻也可以治疗便秘；内关，在心动过速时可以减慢心率，心动过缓时又可以提高心率。而具有特异性的穴位，如大椎可以退热，至阴可矫正胎位等。

小小的穴位，作用可不小，你是不是也想亲自体验一下穴位的神奇呢？可那么多穴位，我们该如何找到它们呢？下面我们就介绍几种常用的取穴方法，助您轻松找到穴位。

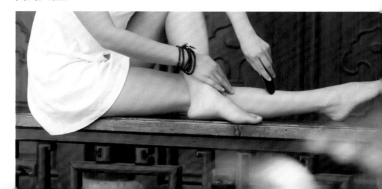

二 | 取穴方法，帮你轻松找到穴位

（一）手指度量法

中医里有"同身寸"一说，就是用自己的手指作为取穴的尺度。人有高矮胖瘦之分，千万不能将日常生活中所用的长度单位"寸"与之混淆。骨节自有长短不同，虽然两人同时各测得1寸长度，但实际距离是不同的。

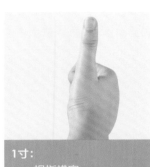

1寸：
拇指横宽。

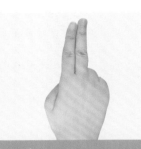

1.5寸：
食指和中指二指指幅横宽。

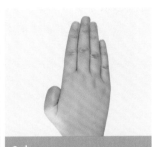

3寸：
食指、中指、无名指和小指四指指幅横宽。

（二）标志参照法

固定标志：如眉毛、脚踝、指甲或趾甲、乳头、肝脏等，都是常见判别穴位的标志。如：印堂位于双眉的正中央；素髎位于鼻尖处。

动作标志：必须采取相应的动作姿势才能出现的标志，如张口取耳屏前凹陷处即为听宫穴。

（三）身体度量法

利用身体的部位及线条作为简单的参考度量，也是找穴的一个好方法。如眉间到前发际正中3直寸为印堂穴。

（四）徒手找穴法

触摸法：以拇指指腹或其他四指手掌触摸皮肤，如果感觉到皮肤有粗糙感，或有刺痛，或有硬结，那可能就是穴位所在。如此可以观察皮肤表面的反应。

抓捏法：以食指和拇指轻捏感觉异常的皮肤部位，前后揉一揉，当揉到经穴部位时，会感觉特别疼痛，而且身体会自然地抽动想逃避。如此可以观察皮下组织的反应。

按压法：用指腹轻压皮肤，画小圈揉揉看。对于在抓捏皮肤时感到疼痛想逃避的部位，再以按压法确认看看。如果指腹碰到有点状、条状的硬结，就可确定是经穴的所在位置。

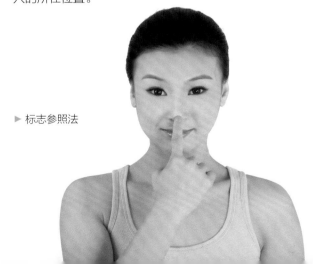

▶ 标志参照法

（五）阿是穴

阿是穴的取穴方法主要是以痛为腧，即常说的"有痛便是穴"。患者感觉有疼痛的部位，或者按压时有酸、麻、胀、痛、重等感觉的部位，即可作为阿是穴用来治疗。也可以根据相应部位皮肤的变化来取穴，如出现斑点、颜色改变、变硬、肿胀、有条索状结节等。阿是穴一般在病变部位附近，也可在离病变部位较远的地方。

三 | 刮痧、拔罐常用十大重要穴位介绍

01 百会 人体最高处的穴位

百会：属于督脉。百，数量词，多之意。会，交会也。"百会"意指手足三阳经及督脉的阳气在此交会。本穴由于其处于人之头顶，在人的最高处，因此人体各经上传的阳气都交会于此，故名百会。百会贯通诸阳经，内系于脑，在上能醒脑开窍，在中能宁心安神；既能升清阳举下陷，又能温阳以暖下元；既能平熄内风，又能疏散外风。所以本穴是急救特效穴，为治疗神志病、癫证、阳气虚损之要穴，临床上用于治诸种疾病。

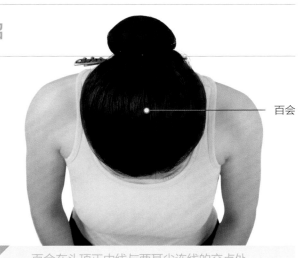

百会在头顶正中线与两耳尖连线的交点处。

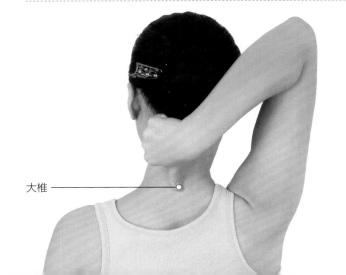

02 大椎 阳气与督脉会合处

大椎：属于督脉，有通督行气、贯通督脉上下之作用。如果有感冒、过敏性疾病、热病、癫痫、颈椎病，治疗取大椎穴也是首选，可清热祛风。

大椎还有明显的退热作用。按摩大椎，能防治感冒、气管炎等上呼吸道感染，还可用于肺气肿、哮喘的防治。

大椎在后正中线上，第7颈椎棘突下凹陷中。

大椎

03 命门 蕴藏先天之气的生命之门

命门：属于督脉。命，人之根本也，以便也。门，出入的门户也。"命门"意指脊骨中的高温高压阴性水液由此外输督脉。

本穴因其位处腰背的正中部位，内连脊骨，在人体重力场中为低下之处，脊骨内的高温高压阴性水液由此外输体表督脉，本穴外输的阴性水液有维系督脉气血流行不息的作用，为人体的生命之本，故名命门。

命门很好找，因为它和我们的肚脐是前后相对的。所以，我们在找该穴的时候，只要以肚脐为中心围绕腰部做1个圆圈，这个圆圈与后正中线的交点处即是。

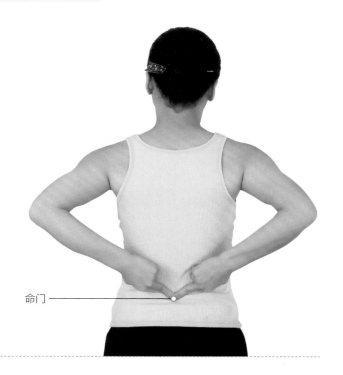

命门

04 中脘 直接调节胃腑气血阴阳之虚实

中脘：属于任脉。中，指本穴相对于上脘、下脘二穴而为中也。脘，空腔也。"中脘"意指任脉的地部经水由此向下而行。本穴物质为任脉上部经脉的下行经水，至本穴后，经水继续向下而行，如流入任脉下部的巨大空腔，故名中脘。

中脘为手太阳、手少阳、足阳明、任脉之会。本穴物质为地部经水，它不仅有来自任脉上部经脉的冷降之水，还有手太阳、手少阳、足阳明三经的冷降水液，故为手太阳、手少阳、足阳明、任脉之会。

中脘有调胃补气、化湿和中、降逆止呕的作用。按摩中脘可直接调节胃腑气血，有利于提高脾胃功能，促进消化吸收和增强人的抵抗力。对于胃脘胀痛、呕吐、呃逆、吞酸、食欲不振等有较好疗效。

中脘位于腹部正中线上，脐上4寸。

中脘

05 神阙　任脉气血在肚脐正中聚集之处

神阙： 人体任脉上的重要穴位之一，是人体的长寿大穴。它与人体的生命活动密切相关。母体中的胎儿是靠胎盘呼吸的，属于先天真息状态；婴儿脱体后，脐带被切断，先天呼吸中止，后天肺呼吸开始，而脐带、胎盘紧连在脐中，没有神阙，生命就不复存在。

神阙非常好找，人体肚脐中央处即是此穴。

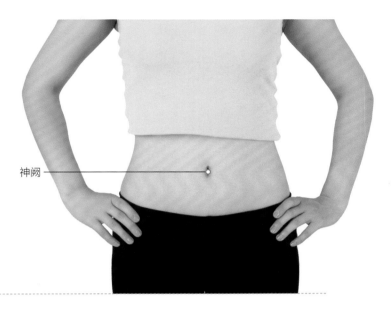

神阙

06 气海　元气聚集之处，人体活力之源

气海： 属于任脉。气就是人体呼吸出入的气息，也就是元气与其他各种气，如宗气、卫气、营气等。海就是海洋，意喻广大深远、无边无际。"气海"，简单的理解就是气息的海洋。

后人有"气海一穴暖全身"之誉称，是说气海有温养、健壮全身的作用，导引养生之术经常说到的下丹田就是指以气海为核心的特定区域。气海是人体活力之源，人身真气由此而生，按摩气海能温阳益气、扶正固本、培元补虚、延年益寿；能治疗阳气缺乏、活力乏源所致的虚寒性疾患。

在下腹部，前正中线上，当脐中下1.5寸。

气海

07 关元 帮助提升整体阳气

关元： 属于任脉。关，关卡也。元，元首也。"关元"意指任脉气血中的滞重水湿在此关卡不得上行。

关元是人体足太阴脾经、足少阴肾经、足厥阴肝经在任脉的交会点，此穴有精宫、丹田等别名。关元可以治疗一切阳虚证、气虚证，如气喘短气、畏寒怕冷、遗尿、小便频数、尿闭、泄泻、腹痛、遗精、阳痿、疝气、月经不调、带下、饮食不化、精冷、中风脱证、虚劳羸瘦等。关元又是小肠的募穴，小肠之气汇聚于此。小肠是人体吸收营养物质的主要器官，按摩关元能很好地促进肠道功能，增强其对营养物质的吸收能力。

关元位于下腹部前正中线上，当脐中下3寸处。关元是自古的养生要穴，坚持按摩关元可以健康长寿、增强体质。

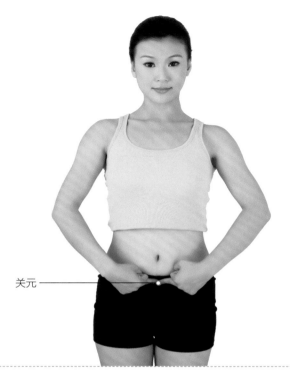

关元

08 足三里 强壮身心的大穴

足三里： 属于足阳明胃经。"三里"是指理上、理中、理下。

古今大量的实践都证实，足三里是一个能防治多种疾病、强身健体的重要穴位。中医认为，脾胃为后天之本、气血生化之源、五脏六腑赖之充养，是生命的根本。所以，调补脾胃的重要穴位足三里可以补益气血、扶正培元、达到保健防病、强身健体的目的。经常艾灸足三里，能促进气血运行，起到温中散寒、化淤消肿的作用，并能健脾补胃、增强正气、提高机体的免疫功能，从而发挥其防病强身、延年益寿的作用。

足三里

屈膝，在小腿前外侧，当犊鼻下3寸，距胫骨前缘一横指（中指）。

09 三阴交 脾经、肝经、肾经，三条阴经交会之处

三阴交： 属于足太阴脾经。三阴，足三阴经也。交，交会也。"三阴交"意指足部的三条阴经中的气血物质在本穴交会。本穴物质有脾经提供的湿热之气，有肝经提供的水湿风气，有肾经提供的寒冷之气，三条阴经气血交会于此，故名三阴交。

三阴交是保健大穴之一，经常推拿三阴交，对肝、脾、肾的疾病都有防治作用，具有健脾和胃化湿、疏肝益肾、调经血的功能。

中医认为女性"少气多血""以血为本"。因女性具有经、带、胎、产、乳的生理过程，相应也形成了病理上的特殊性，具有气血不足及肝、脾、肾易损的病理特点。女性经常推拿三阴交，除了可防病保健外，还能起到美容的功效。

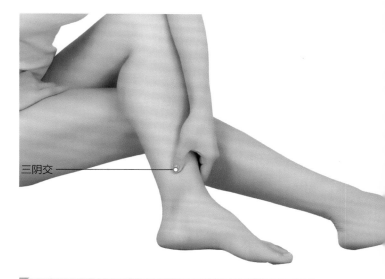

三阴交在小腿内侧，当足内踝尖上3寸，胫骨内侧缘后方；正坐屈膝成直角取穴。

10 涌泉 肾经第一穴，肾经经水涌出之所

涌泉： 涌，外涌而出也。泉，泉水也。"涌泉"意指体内肾经的经水由此外涌而出体表。本穴为肾经的第一穴，它连通肾经体内体表的经脉，肾经体内经脉中的高温高压的水液由此外涌而出体表，故名涌泉。

涌泉又名"地冲"，为足少阴肾经的井穴。按摩涌泉可滋阴潜阳、宁心安神；且具益精填髓、补肾壮阳、强筋壮骨之功。

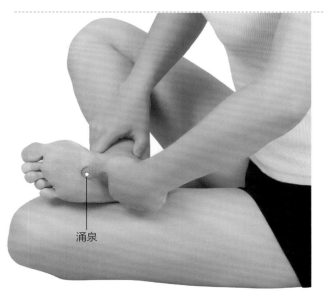

涌泉位于足底中线前1/3与中1/3交点处，当足趾屈时，足底前凹陷处。

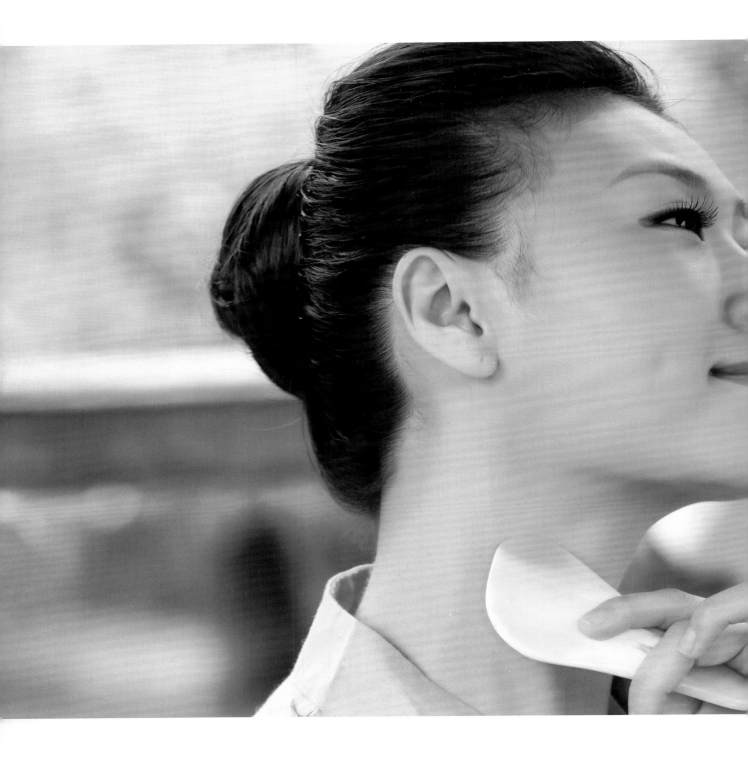

CHAPTER 03

拔罐、刮痧
轻松祛除常见疾病

在民间有一句俗语："刮痧、拔罐，病去一半。"这不是说刮痧、拔罐只能让疾病痊愈一半，而是形容刮痧、拔罐疗法见效比较快，往往治疗一两次就能使患者的症状减轻。刮痧、拔罐对许多疾病都能起到立竿见影的治疗效果，正因为如此，这些普通而简单的中医外治法才能历经千年流传至今。

第一节 | 内科疾病

本节所介绍的内科病症，涉及最多的为呼吸系统和消化系统的疾病，这是日常生活中最容易出现的疾病，一般病程较短，用拔罐、刮痧治疗即可达到治愈的目的。对于一些急性病症，如中暑、中风，应该先抢救，等病情稍稳定后，再采用拔罐、刮痧疗法辅助治疗。由于现代生活压力增大，头痛、眩晕、失眠、神经衰弱等与精神、情志相关的疾病日渐增多，在使用拔罐、刮痧治疗这些病症的同时，还应调整好心理状态，才能从根本上得到康复。对于冠心病、高血压、糖尿病、肥胖症等与生活、饮食密切相关的疾病，我们应该积极预防，培养正确的生活、饮食方式，可大大降低疾病的发病率。

一 | 感冒

感冒，俗称"伤风"，是日常生活中最常见的疾病，四季均可发病，但以冬、春季节最为多见。本病在气候骤然变化时容易出现，感受寒冷、淋雨等也可诱发，以鼻塞、流涕、打喷嚏、头痛、畏寒或发热等为主要症状。病程一般为5~10天，轻者不治自愈，重者多需

要治疗。感冒若长期不愈，可发展或诱发其他疾病，如咳嗽、肺炎、气管炎、鼻炎、心肌炎等。

现代医学认为，感冒是由病毒、细菌、真菌感染引起的急性上呼吸道炎症。而中医认为，感冒是人体在正气虚弱的时候感受风、寒、暑、湿、热等外邪，从而产生的一种病症。

（一）刮痧治疗

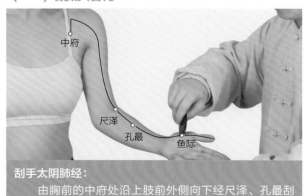

刮手太阴肺经：
　　由胸前的中府处沿上肢前外侧向下经尺泽、孔最刮至鱼际处。

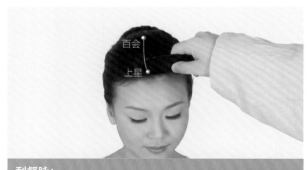

刮督脉：
　　由头前部上星处向后刮至百会。

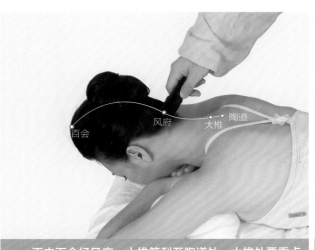

再由百会经风府、大椎等刮至陶道处，大椎处要重点
刮拭。

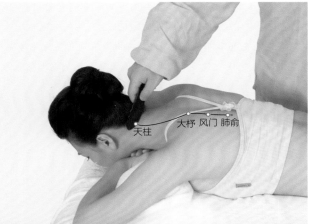

刮足太阳膀胱经：
　　由颈部天柱沿颈部及脊柱两侧向下经大杼、风门刮至
肺俞处。

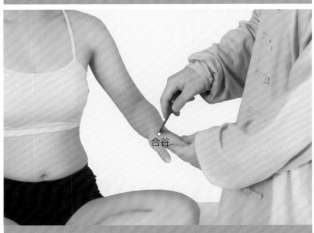

用直接刮法刮合谷。

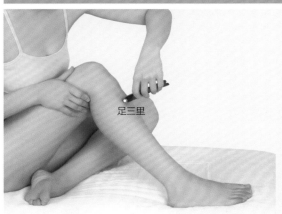

用直接刮法刮足三里，平时刮足三里可预防感冒。

（二）拔罐治疗

● 留罐法

选用穴位： 大椎、风池、合谷。

拔罐方法： 采用留罐法，每个穴位留罐15分钟左右，每日1次。

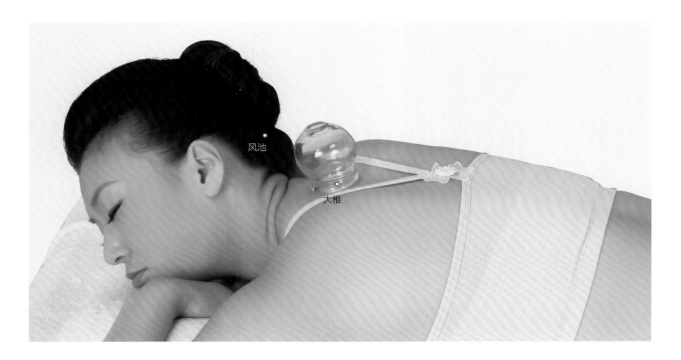

风池

大椎

（三）预防调护

◎ 平时注意锻炼身体，增强体质，提高抵抗力。在冬、春季节应特别注意预防感冒，容易患流行性感冒并发症的人最好每年注射流感疫苗。

◎ 注意室内卫生，进行空气消毒，保证室内通风，避免骤冷骤热的变化，根据天气变化及时增减衣物。流行性感冒期间，可用文火慢熬食醋，熏蒸室内2小时，隔日1次。

◎ 平时可按压关元、足三里等穴，每天2次，每次3分钟，以提高身体免疫功能，预防感冒。感冒无汗者还可在捏按合谷以后用中指叩击该穴，每分钟约200次，叩击3~5分钟，约半个小时后便可发汗。

◎ 体温较高且持续不退的流行性感冒者，宜适当服用退热药物，防止并发症发生。

二 | 咳嗽

咳嗽，既是一种独立的病症，也是多种呼吸系统疾病中的一个症状。咳，是指肺气上逆作声；嗽，是指咯痰液。有声有痰即为咳嗽。咳嗽不仅出现于肺脏疾病，其他脏腑疾病累及肺脏时，也会出现咳嗽。正如《医学三字经·咳嗽》所说："咳嗽不止于肺，而亦不离于肺也。"

（一）刮痧治疗

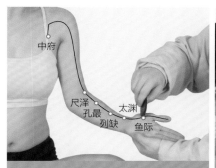

刮手太阴肺经：
由胸前部的中府处，沿上肢前外侧，经尺泽、孔最、列缺、太渊等穴，刮至鱼际处。

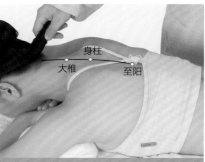

刮督脉：
由后发际处起，沿脊柱正中向下经身柱，刮到至阳处。

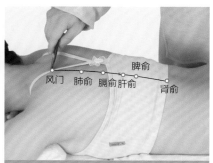

刮足太阳膀胱经：
由风门处起，沿脊柱两侧向下，经肺俞、膈俞、肝俞、脾俞等穴，刮至肾俞处。

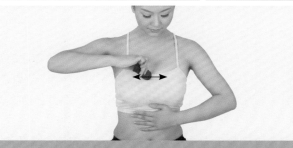

刮前胸部：
由中间向两侧刮。

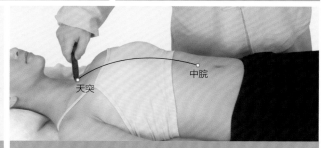

刮任脉：
由天突处起，沿前正中线向下，刮至中脘处。

（二）拔罐治疗

● 留罐法

选用穴位： 大椎、肺俞。

拔罐方法： 采用留罐法，每个穴位留罐15分钟，每日1次。

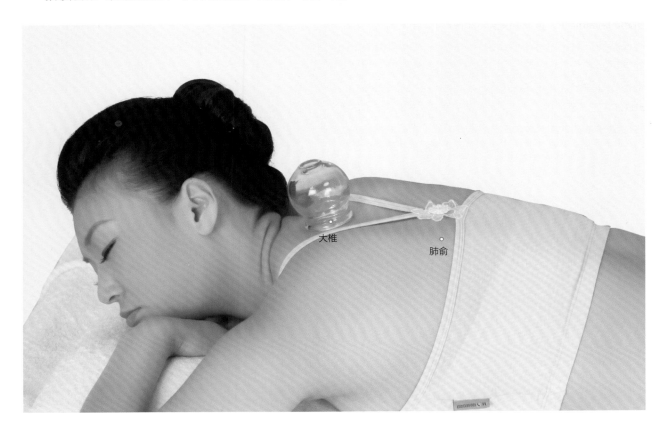

大椎　　　　肺俞

（三）预防调护

◎ 休息有利于病情的恢复。咳嗽患者应注意休息，尽量避免劳累。

◎ 保持室内通风。应经常呼吸新鲜空气，不新鲜的空气会对肺和气管产生刺激。

◎ 多喝水，补充身体消耗的水分。禁止食用刺激性的食物，如辛辣的食物、冷饮等，尽量不吸烟、不喝酒。

◎ 咳嗽要及早治疗，以防止转为慢性咳嗽，或出现并发症。

三 | 肺炎

肺炎是由细菌、病毒、支原体等病原微生物感染而引起的肺部炎症，根据病变部位可分为大叶性肺炎、小叶性肺炎、间质性肺炎和支气管肺炎，以大叶性肺炎最为常见，多发于青壮年。肺炎一年四季均可发病，好发于冬、春季节。一般起病急骤，突然高热，体温多在38℃以上，高热时全身中毒症状明显，出现头痛、乏力、面颊潮红、脉搏加快、寒战、咳嗽、咳痰（铁锈色痰）、胸痛、气急、呼吸困难、紫绀、食欲不振、恶心、呕吐等现象。

肺炎在中医里属于"风温犯肺"或"肺热咳喘"等范畴，主要由于风寒之邪侵入人体，入里化热，或风热之邪侵袭人体，使肺气不得宣发，或脏腑功能失调累及于肺，导致肺失宣降，出现阴虚内热、痰热郁阻等症候。

（一）刮痧治疗

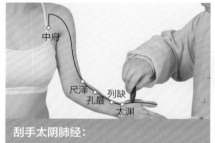

刮手太阴肺经：
由胸前部的中府处起，沿上肢前外侧，经尺泽、孔最、列缺等穴，刮至太渊处。

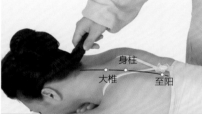

刮督脉：
由后发际处起，沿脊柱正中向下经身柱，刮到至阳处。

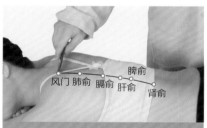

刮足太阳膀胱经：
由风门处起，沿脊柱两侧向下，经肺俞、膈俞、肝俞、脾俞等穴，刮至肾俞处。

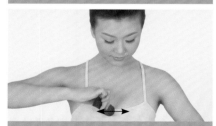

刮前胸部：
由胸部中间向两侧刮。

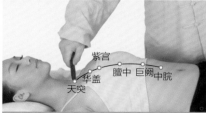

刮任脉：
由天突处起，沿前正中线向下，经华盖、紫宫、膻中、巨阙等穴，刮至中脘处。

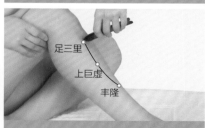

刮足阳明胃经：
由足三里处沿小腿外侧向下，经上巨虚，刮至丰隆处。

（二）拔罐治疗

选用穴位： 肺俞、身柱、大杼、脾俞、足三里、丰隆、尺泽、曲池、合谷。

拔罐方法： 选择适当大小的罐具，用闪火法将罐具吸附在穴位上，留罐5~15分钟，以皮肤出现紫红色淤斑为度。每日1次，5次为1个疗程，严重者也可每日2次。

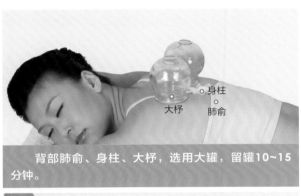

背部肺俞、身柱、大杼，选用大罐，留罐10~15分钟。

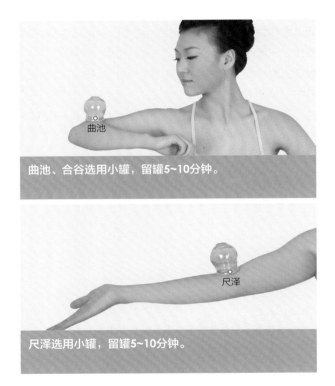

曲池、合谷选用小罐，留罐5~10分钟。

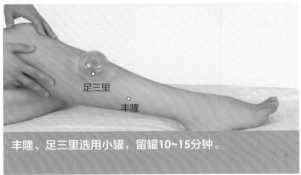

丰隆、足三里选用小罐，留罐10~15分钟。

尺泽选用小罐，留罐5~10分钟。

（三）预防调护

◎ 保证有足够的休息，注意保暖，避免受寒，预防各种感染。注意气候变化，特别是冬、春季节，气温变化剧烈时，及时增减衣物，避免受寒后加重病情。

◎ 住所要安静，保持室内清洁卫生，空气要清新、湿润、流通，避免烟雾、香水、空气清新剂等带有浓烈气味的刺激因素，也要避免吸入过冷、过干、过湿的空气。

◎ 饮食上要清淡、易消化，多吃瓜果蔬菜，多饮水，避免食用辛、酸、麻、辣、油炸的食物及蛋、鱼、虾等刺激性食物。

◎ 精神上应保持愉快乐观的情绪，防止精神刺激和精神过度紧张。

四 | 哮喘

哮和喘所指的症状不同，哮以声响言，指喉中哮鸣有声；喘以气息言，指呼吸困难。两者一般同时发病，所以合称为哮喘。哮喘是一种常见的反复发作的过敏性疾病，一年四季均可发病，尤以秋、冬季节发病较多。哮喘的发作常与接触某些致敏原有关，如灰尘、花粉以及鱼、虾等食物，也可由细菌或病毒感染产生过敏反应，引起支气管痉挛而发病。患者多有过敏史或家族史，可能与个体免疫功能有关。

哮喘临床表现为呼吸急促、喉间哮鸣有声，喘憋胸闷，甚至张口抬肩、不能平卧。严重者可出现嘴唇、指甲紫绀等缺氧现象，肺部听诊有明显的哮鸣音。一般为发作性，发作的时间长短不一，短者十几分钟可缓解，长者几日不能缓解。缓解后常无任何症状。

本病在中医里属于"哮证"和"喘证"的范畴，是由宿痰内伏于肺，每因外邪、饮食、情志、劳倦等诱因而引发，以致痰阻气道、肺失肃降、气道挛急所致。病位主要在肺，但和脾、肾关系密切。

（一）刮痧治疗

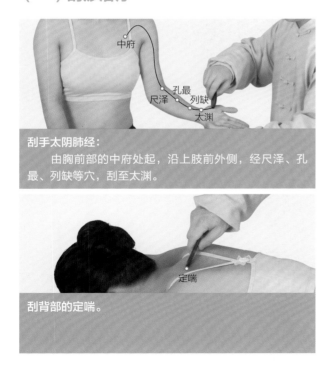

刮手太阴肺经：
由胸前部的中府处起，沿上肢前外侧，经尺泽、孔最、列缺等穴，刮至太渊。

刮背部的定喘。

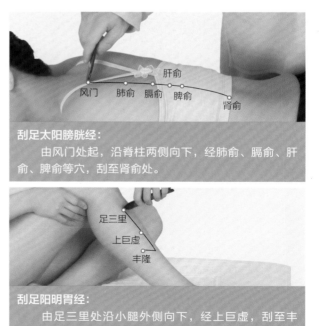

刮足太阳膀胱经：
由风门处起，沿脊柱两侧向下，经肺俞、膈俞、肝俞、脾俞等穴，刮至肾俞处。

刮足阳明胃经：
由足三里处沿小腿外侧向下，经上巨虚，刮至丰隆处。

（二）拔罐治疗

● 留罐法

选用穴位： 肺俞、定喘、脾俞、肾俞、天突、丰隆。

拔罐方法： 选择适当大小的玻璃罐，用闪火法将罐吸附在穴位上，留罐20~30分钟，以皮肤出现淤血和数个黄豆大小的水疱为度。起罐后刺破水疱，挤出里面的液体。勤换内衣，1周内尽量不要洗澡，避免擦破水疱处的皮肤，而诱发感染。

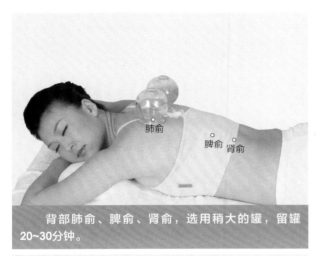

背部肺俞、脾俞、肾俞，选用稍大的罐，留罐20~30分钟。

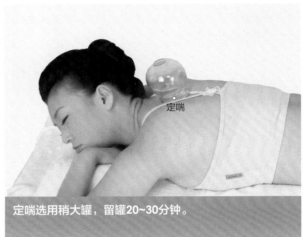

定喘选用稍大罐，留罐20~30分钟。

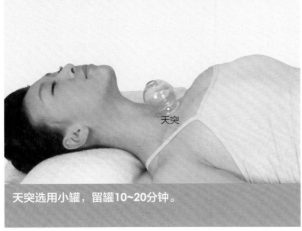

天突选用小罐，留罐10~20分钟。

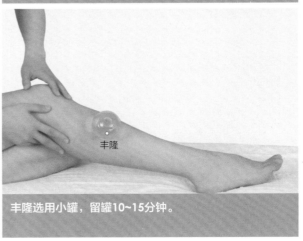

丰隆选用小罐，留罐10~15分钟。

● 走罐法

　　选用穴位： 背部脊柱两侧的背俞穴，定喘、大椎。

　　拔罐方法： 选用大小合适的玻璃罐，用闪火法将罐具吸附在脊柱旁的背俞穴上，沿膀胱经上下来回走罐，至皮肤出现紫红色淤斑为止，然后留罐在大椎和定喘上。

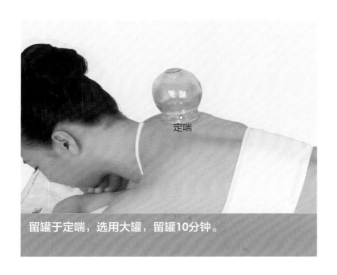

留罐于定喘，选用大罐，留罐10分钟。

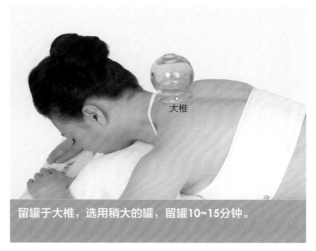

留罐于大椎，选用稍大的罐，留罐10~15分钟。

（三）预防调护

◎ 天气寒冷时，做好保暖工作，防止感冒和着凉。出门时最好戴口罩，避免吸入冷空气。

◎ 居住环境应该保持空气清新，避免烟尘刺激。

◎ 患者和家属应该清楚导致患者发病的致敏原，在日常生活中要远离这些致敏原。

◎ 患者应保持情绪平稳，避免情绪激动。平时应适当锻炼身体以增强体质。

◎ 饮食方面，应多吃新鲜蔬菜和水果，不宜吃易产气的食物，如豆类、薯类、碳酸饮料等，以防加重哮喘。禁食易诱发哮喘的食物，如螃蟹、虾等海鲜，牛奶、巧克力、浓茶、动物脂肪、冷饮、雪糕等。

◎ 忌烟、酒和辛辣的食品。宜少吃多餐，不能过饱。应多喝水，在出汗后更应注意补充水分，防止痰液黏稠不易咳出。

五　中暑

中暑，俗称"发痧"，是一种急症，常发生在炎热的盛夏季节。在高温环境中工作，或在烈日下远行，或在车、船、剧院等人群集中又缺乏必要的防暑降温措施的环境中，人比较容易发生中暑。中暑以高热、烦渴、昏迷和肢厥等为主要特征，轻度中暑者可出现头晕、头痛、身热、少汗、烦躁、呕吐、烦渴、倦怠思睡；重度中暑者则出现呼吸浅促、四肢逆冷、神志昏迷、抽搐等

虚脱症状，若不及时救治或急救措施不当，可能危及生命。

中医学认为，在夏令暑热环境下，人体处于劳倦或饥饿状态，元气亏虚，暑热易乘虚而入，或入阳明，或内犯心包，重者可致阴阳离绝，危及生命。

现代医学认为，中暑是在长时间高温和热辐射的作用下，机体体温调节出现障碍，水和电解质代谢紊乱，神经系统功能受损，从而出现的一种急性病症。

（一）刮痧治疗

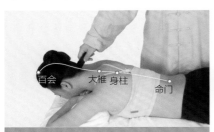

刮督脉：
由头顶的百会处沿后正中线向下，经大椎、身柱、至阳等穴，刮至命门处。

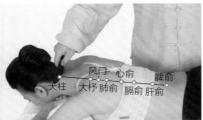

刮足太阳膀胱经：
由天柱沿脊柱两侧向下，经大杼、风门、肺俞、心俞、膈俞、肝俞、脾俞等穴，刮至肾俞处。

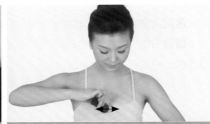

刮胸部：
由胸部中间向两侧刮。

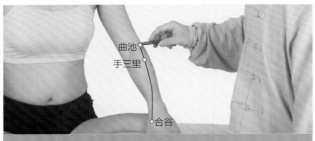

刮手阳明大肠：
由曲池沿前臂后外侧向下，经手三里刮至合谷处。

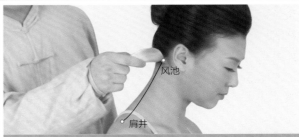

刮足少阳胆经：
由风池处沿颈部刮至肩井处。

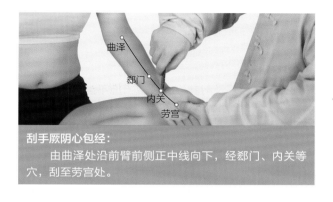

曲泽
郄门
内关
劳宫

刮手厥阴心包经：
由曲泽处沿前臂前侧正中线向下，经郄门、内关等
穴，刮至劳宫处。

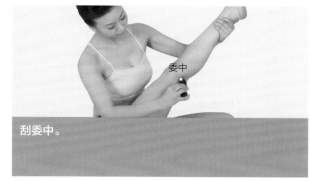

委中

刮委中。

（二）拔罐治疗

● 走罐法

选用穴位： 脊柱两侧膀胱经上的穴位。

拔罐方法： 用大小合适的玻璃罐在膀胱经上走罐，
至皮肤出现紫红色淤斑为止。

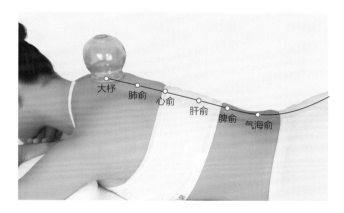

大杼
肺俞
心俞
肝俞
脾俞
气海俞

（三）预防调护

◎ 天气炎热时，要注意预防中暑。避免长时间在烈日和
炎热的环境下活动和工作，夏天中午气温最高时应该
在阴凉处休息。

◎ 如果要在烈日下活动，应做好防暑防晒措施：戴上宽
边的草帽，避免太阳直射头部；穿浅色、宽大的衣
服，以利于身体散热；准备好冷饮和淡盐水，及时补
充身体丢失的水分和盐分；随身携带一些防暑药物，
比如清凉油、解暑片、藿香正气散等，可事先使用，

或者在身体出现轻微中暑症状时及时使用这些药物。

◎ 夏季饮食以清淡为主，多吃一些能消暑降温的食物，
比如西瓜、黄瓜、绿豆汤、苦瓜、冬瓜等。

◎ 当有人出现中暑症状时，应立即将患者转移至阴凉通
风的地方，擦干其汗液，松解衣服，让患者饮水。如
果患者昏迷，应该立即针刺或掐按其人中、十宣等急
救穴位，等患者苏醒过来后，再进行刮痧或拔罐
治疗。

六 | 泄泻

　　泄泻，即腹泻，是以排便次数增多，粪质清稀，甚至泻出如水样为主要症状的疾病，可分为急性和慢性两种。引起泄泻的病因有多种，大致可归纳为以下五个方面：一是感受外邪，寒湿或者暑热侵犯脾胃；二是饮食所伤，如食用不洁的食物，饮食过量致食滞不化，或者大量食用肥甘、辛辣、生冷之物，损伤脾胃；三是情志失调，肝气郁结，横逆犯脾，导致脾失健运；四是劳倦内伤，久病失治，导致脾胃虚弱；五是肾阳虚衰，脾失温煦，运化失常。其中感受外邪、饮食所伤、情志失调引起的泄泻一般为急性泄泻，脾胃虚弱和肾阳虚衰引起的泄泻一般为慢性泄泻。

　　急性泄泻发病较急，便次与粪便数量增多。偏于寒湿者，便质清稀，水谷相杂，肠鸣腹痛，口不渴，身寒喜温，脉迟，舌淡苔白滑；偏于湿热者，大便稀黄夹有黏液，肛门灼热，小便短赤，身热，口渴喜冷饮，烦躁，舌苔黄腻，脉濡。

　　慢性泄泻，发病势缓或由急性泄泻转变而来，每日便泄次数较少。若脾虚，则见面色萎黄，神疲肢软，不思饮食，喜暖畏寒，大便溏薄，舌嫩白，脉濡软无力；若肾虚，则每于黎明前腹部作痛，痛即泄泻，肠鸣，泻后则安，形寒肢冷，腰膝酸软，舌淡苔白，脉沉细。肾虚引起的泄泻，也叫"五更泻"或"鸡鸣泄"。

（一）刮痧治疗

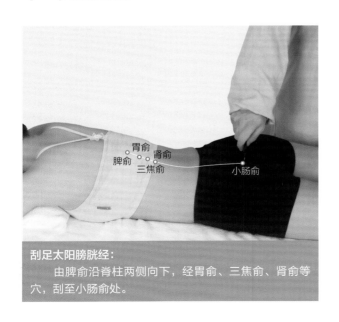

刮足太阳膀胱经：
　　由脾俞沿脊柱两侧向下，经胃俞、三焦俞、肾俞等穴，刮至小肠俞处。

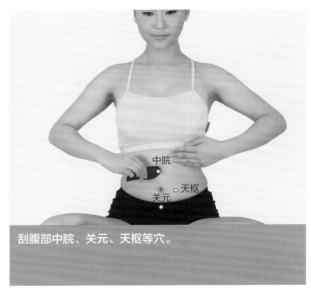

刮腹部中脘、关元、天枢等穴。

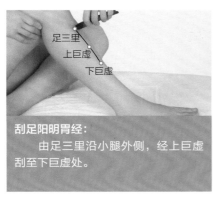

刮足阳明胃经：
　　由足三里沿小腿外侧，经上巨虚刮至下巨虚处。

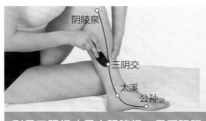

刮足三阴经（足太阴脾经、足厥阴肝经、足少阴肾经）：
　　由阴陵泉处沿小腿内侧经，三阴交、太溪等穴，刮至公孙处。

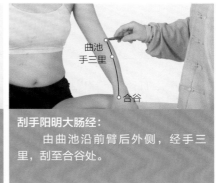

刮手阳明大肠经：
　　由曲池沿前臂后外侧，经手三里，刮至合谷处。

（二）拔罐治疗

● 留罐法

　　选用穴位： 天枢、中脘、气海、神阙、足三里、三阴交。

　　拔罐方法： 用大小合适的罐具吸附在穴位上，留罐5~15分钟。每日治疗1次，3次为1个疗程。

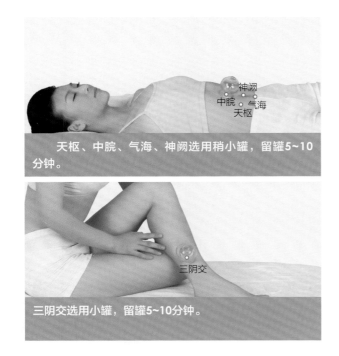

天枢、中脘、气海、神阙选用稍小罐，留罐5~10分钟。

三阴交选用小罐，留罐5~10分钟。

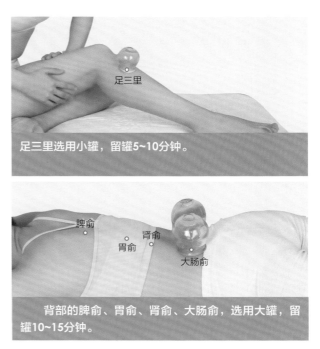

足三里选用小罐，留罐5~10分钟。

背部的脾俞、胃俞、肾俞、大肠俞，选用大罐，留罐10~15分钟。

● 走罐法

选用穴位： 足太阳膀胱经的膈俞至小肠俞。

拔罐方法： 以上三组穴位，每次选用1次。用大小合适的罐具在穴位上走罐，至皮肤出现淤斑为止。每周2~3次，5次为1个疗程。

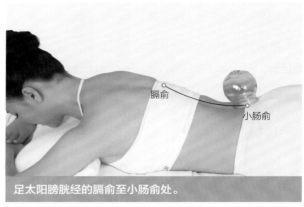

足太阳膀胱经的膈俞至小肠俞处。

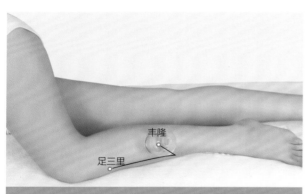

足阳明胃经的足三里至丰隆处。

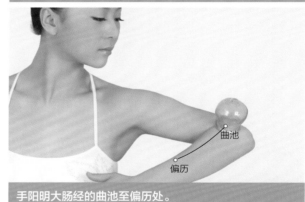

手阳明大肠经的曲池至偏历处。

（三）预防调护

◎ 养成良好的卫生习惯。不饮生水，忌食腐馊变质食物，饮食不过量，不贪吃肥甘、辛辣、生冷的食物。

◎ 注意保暖，防止受凉。保持情绪平稳，心情愉悦，避免忧郁恼怒，精神过度紧张。

◎ 泄泻频繁有脱水症状者，应予以输液，补充丢失的水分和电解质。

七 | 便秘

便秘是指粪便在肠内滞留过久，秘结不通，排便周期延长；或周期不长但粪质干结，排出艰难；或粪质不硬，虽有便意，无力排出，便而不畅的病症。

便秘有实证和虚证之分，分别叫做实秘和虚秘。实秘主要是由于素体阳盛，嗜食辛辣厚味，以致胃肠积热；或邪热内蕴，津液受灼，致肠燥腑气不通；或情志不畅，气机郁滞，津液不布，大肠传导失常而引起。虚秘多由病后、产后，气血尚未恢复；或者年迈体衰，气血亏耗，致大肠传导功能失调所引发。

（一）刮痧治疗

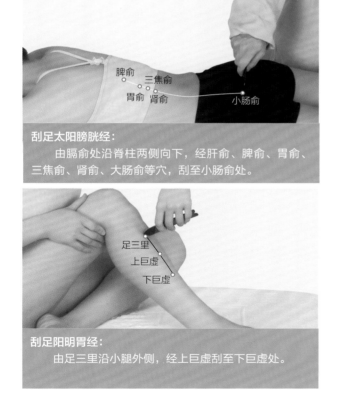

刮足太阳膀胱经：
由膈俞处沿脊柱两侧向下，经肝俞、脾俞、胃俞、三焦俞、肾俞、大肠俞等穴，刮至小肠俞处。

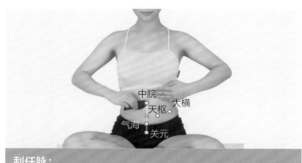

刮任脉：
由中脘处沿正中线向下，经气海等穴，刮至关元处；刮天枢、大横等穴。

刮足阳明胃经：
由足三里沿小腿外侧，经上巨虚刮至下巨虚处。

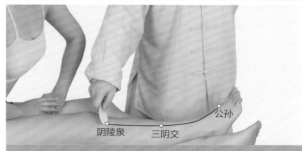

刮足三阴经（足太阴脾经、足厥阴肝经、足少阴肾经）：
由阴陵泉处沿小腿内侧，经三阴交、太溪等穴，刮至公孙处。

（二）拔罐治疗

● 留罐法

　　选用穴位： 天枢、大肠俞、支沟。

　　拔罐方法： 选用大小合适的罐具，吸拔在穴位上，　　留罐10~20分钟，至皮肤出现紫红色淤斑为度。

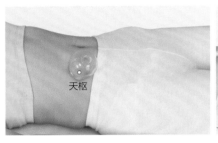
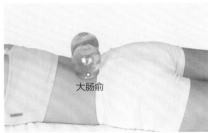
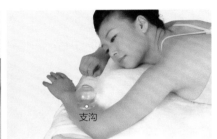

● 走罐法

　　选用穴位： 膀胱经的肾俞至膀胱俞，督脉的命门至腰俞。

　　拔罐方法： 选择大小合适的罐具，用闪火法吸拔于背部，在膀胱经的肾俞至膀胱俞和督脉的命门至腰俞上来回走罐，至皮肤出现紫红色淤斑为止。

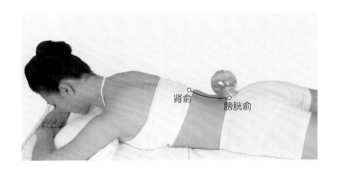

（三）预防调护

◎ 平时多锻炼身体，避免久坐、久卧。加强腹肌锻炼，多做下蹲起立及仰卧屈髋压腹动作。

◎ 饮食不能太精细，要适当补充膳食纤维，多吃粗粮、水果、蔬菜、奶制品和豆制品，少吃辛辣刺激性的食物。平时多喝开水或淡盐水。

◎ 养成定时排便的习惯，改变排便时看书看报的习惯，大便时间不宜过久。

◎ 不能滥用泻药，以防引起或加重便秘。

八 | 痔疮

痔疮是指直肠末端黏膜下和肛管皮肤下静脉丛发生扩张和屈曲，形成一个或多个柔软的静脉团的疾病。长出的静脉团叫做痔，或者痔核。可分为内痔、外痔和混合痔。痔疮的主要症状为大便出血、大便疼痛、直肠坠痛、肿物脱出、肛门瘙痒等。

引起痔疮的原因很多，如年老久病、体弱消瘦、长期站立或久坐、运动不足、劳累过度、过食辛辣、少食蔬菜、习惯性便秘、肠道慢性炎症、妊娠等。其中不良饮食习惯是引发持续性便秘及造成痔疮的主因。

（一）刮痧治疗

选用穴位：百会、肾俞、白环俞、次髎、关元、孔最、足三里、承山。

操作方法：先刮百会，再刮拭腰部的肾俞、白环俞等穴。关元可以先用手轻揉之后再刮痧，上下肢的穴位用刮痧板较厚侧适当重刮。刮至皮肤发红，皮下紫色痧斑形成为止。

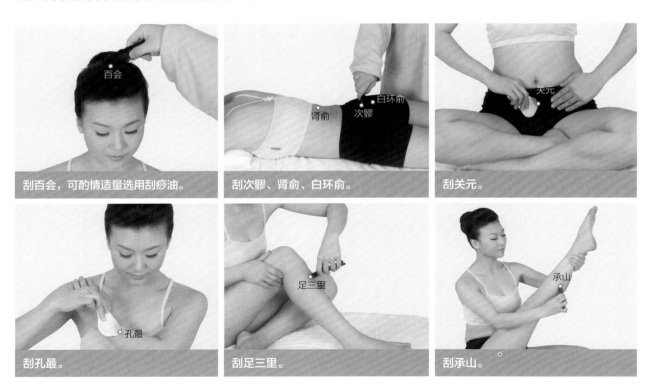

刮百会，可酌情适量选用刮痧油。

刮次髎、肾俞、白环俞。

刮关元。

刮孔最。

刮足三里。

刮承山。

（二）拔罐治疗

● 留罐法

选用穴位：承山、血海、膈俞。

操作方法：采用留罐法，留罐10~15分钟，每日1次。

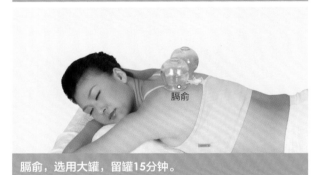

承山，选用小罐，留罐10分钟。

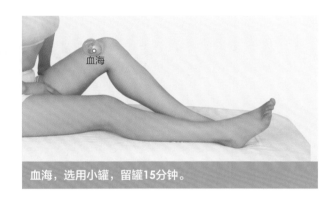

血海，选用小罐，留罐15分钟。

膈俞，选用大罐，留罐15分钟。

（三）预防调护

◎ 多摄取水分及膳食纤维。便秘是引起痔疮的一个很常见的原因，为了预防便秘，应多喝水及多吃水果、蔬菜，不能过量食用辛辣刺激性的食物。

◎ 排便时间不能过长。改正一边排便一边看书报的习惯。

◎ 禁止长时间端坐不动。不要连续几个小时一直坐着不动，每小时至少起身活动5分钟。

◎ 控制体重。体重较大的人易出现痔疮。

◎ 病期调理。患者应避免用力提重物或做很费力的运动，防止腹压增大，导致痔核脱出。痔疮患部可能会发痒，避免用手去抓挠，防止痔疮患部皮肤破损，引起感染。每天坐热水浴，有助于促进患部的血液循环，并能保持患部清洁。

九 | 痢疾

　　痢疾是常见的肠道传染病，多发于夏秋季节，以大便次数增多、腹痛、痢下赤白脓血、里急后重（自觉腹内拘急、疼痛不舒、便意急迫，但肛门重坠、便出不爽）为主要症状。痢疾的病因主要是外感湿热或疫毒之邪，饮食不洁，或过食肥甘厚味、生冷瓜果等，外邪与积食交阻肠道，大肠传导功能失常，湿热相搏，气血凝滞，脏腑经络受损而致。

　　现代医学认为，本病是由感染痢疾杆菌而发病，痢疾患者和带菌者都是传染源，可通过食物、水源、苍蝇和日常生活接触而传播，卫生习惯不良的小儿容易感染本病。

（一）刮痧治疗

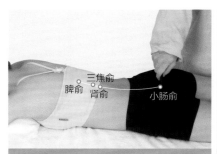

刮足太阳膀胱经：
　　由脾俞沿脊柱两侧向下，经胃俞、三焦俞、肾俞等穴位，刮至小肠俞处。

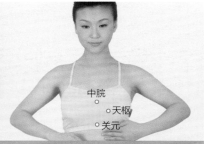

刮腹部的中脘、关元、天枢等穴。

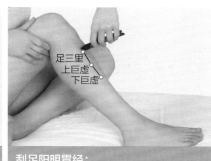

刮足阳明胃经：
　　由足三里处沿小腿外侧，经上巨虚刮至下巨虚处。

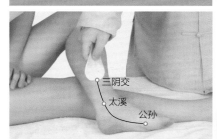

刮足三阴经：
　　由阴陵泉处沿小腿内侧，经三阴交、太溪等穴，刮至公孙处。

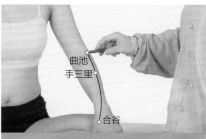

刮手阳明大肠经：
　　由曲池沿前臂后外侧，经手三里刮至合谷处。

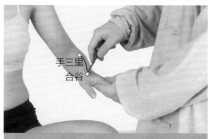

刮至合谷时，刺激可略加重。

（二）拔罐治疗

● 留罐法

选用穴位： 合谷、天枢、三阴交。

拔罐方法： 将罐具吸拔在穴位上之后，留罐15分钟左右，每日1次。

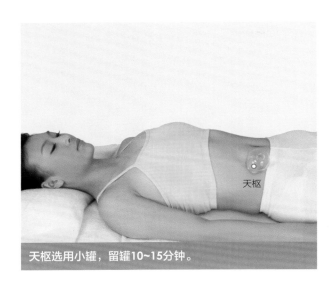

天枢选用小罐，留罐10~15分钟。

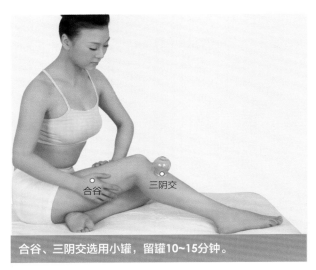

合谷、三阴交选用小罐，留罐10~15分钟。

（三）预防调护

◎ 夏季是痢疾的高发季节，应采取积极有效的预防措施，主要是把好"病从口入"这一关。加强饮食、水源、食品的卫生管理和消灭苍蝇的工作。注意个人卫生，饭前便后要洗手，生吃瓜果蔬菜要洗烫，或削皮后再吃，不喝生水，不吃腐烂变质的食物，对垃圾、粪便进行无害化处理。食具要按时煮沸消毒。

◎ 在痢疾流行的季节，可适当食用生大蒜，每次1~3瓣，每日2~3次；或将大蒜瓣放入菜中食用。也可用适量马齿苋、绿豆煎汤饮用，对防止痢疾感染有一定的作用。

◎ 痢疾患者的饮食以流质饮食为主，开始一两天最好只喝水、淡糖水、浓茶水、果汁、米汤、蛋花汤等，有腹胀者不宜喝牛奶。病情好转后，可逐渐增加稀饭、面条等，以清淡饮食为主，忌食油腻荤腥和辛辣生冷的食物。

十 | 胃痛

　　胃痛，又称为胃脘痛，是以上腹胃脘部近心窝处疼痛为主要症状的病症，常见于急慢性胃炎、胃或十二指肠溃疡、胃神经官能症。另外，部分胰腺炎、胆囊炎和胆石症也可引起胃痛。急性胃炎引起的疼痛，起病较急而疼痛剧烈；慢性胃炎引起的疼痛，起病较缓，多为隐痛；溃疡病引起的胃痛有节律性，如胃溃疡的疼痛多在进食后半个小时至1个小时内出现，部位多在剑突下或偏左处，而十二指肠溃疡的疼痛多在空腹时出现；胃神经官能症的疼痛多在精神受到刺激时出现，痛连胁肋，痛无定处。

（一）刮痧治疗

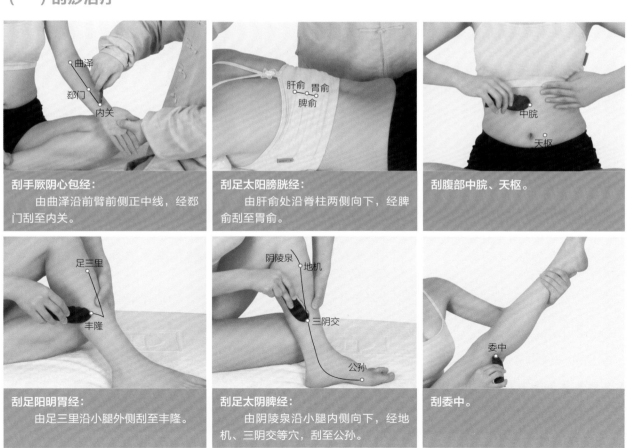

刮手厥阴心包经：
　　由曲泽沿前臂前侧正中线，经郄门刮至内关。

刮足太阳膀胱经：
　　由肝俞处沿脊柱两侧向下，经脾俞刮至胃俞。

刮腹部中脘、天枢。

刮足阳明胃经：
　　由足三里沿小腿外侧刮至丰隆。

刮足太阴脾经：
　　由阴陵泉沿小腿内侧向下，经地机、三阴交等穴，刮至公孙。

刮委中。

（二）拔罐治疗

● 留罐法

选用穴位： 中脘、内关、足三里。

拔罐方法： 用留罐法，留罐5~15分钟，急性期每日1次，慢性期2~3日1次，10次为1个疗程。

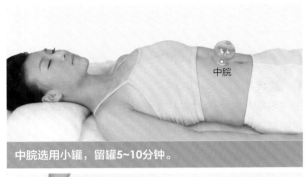

中脘选用小罐，留罐5~10分钟。

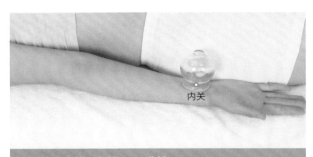

内关选用小罐，留罐5~10分钟。

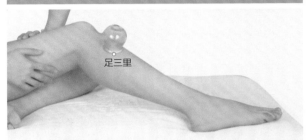

足三里选用小罐，留罐10~15分钟。

（三）预防调护

◎ 养成有规律的生活和饮食习惯，切忌暴饮暴食、饥饱不均。

◎ 胃痛持续发作者，应在一定时期内进流质或半流质饮食，少食多餐，以清淡易消化的饮食为宜，进食时宜细嚼慢咽。

◎ 避免长期大量食用辛辣刺激性食品、生冷食品，忌粗糙多纤维的饮食，尽量避免进食浓茶、咖啡，禁止过度饮酒，以防损伤脾胃。

◎ 天气寒冷的季节是胃病高发的时候，应注意保暖，防止寒邪侵袭脾胃。

◎ 注意调节生活节奏，避免精神紧张、焦虑、恐惧，防止过度疲劳。

◎ 尽量少使用对胃有损害的药物，如阿司匹林、肾上腺皮质激素等西药。

◎ 积极防治其他疾病，如上呼吸道疾病、五官疾病（鼻窦炎、咽喉炎）、口腔疾病（龋齿、牙龈炎）等。

十一 | 腹痛

腹痛是指以胃脘以下、耻骨毛际以上部位发生疼痛为主要症状的病症，在临床上极为常见。内科腹痛在临床中常见于消化不良、胃肠痉挛、肠梗阻、肠粘连、泌尿结石、胰腺炎和肠道寄生虫病等。中医学认为，腹痛的主要病因有外感时邪、饮食不节、情志失调和阳气素虚等。

（一）刮痧治疗

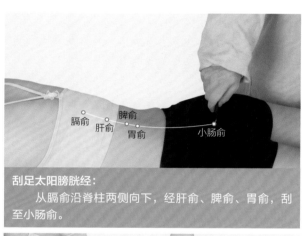

刮足太阳膀胱经：
　　从膈俞沿脊柱两侧向下，经肝俞、脾俞、胃俞，刮至小肠俞。

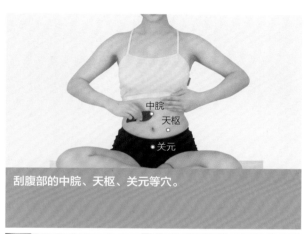

刮腹部的中脘、天枢、关元等穴。

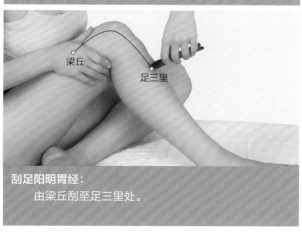

刮足阳明胃经：
　　由梁丘刮至足三里处。

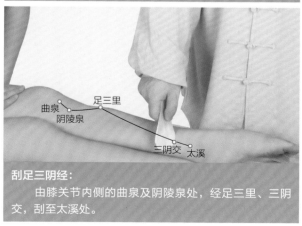

刮足三阴经：
　　由膝关节内侧的曲泉及阴陵泉处，经足三里、三阴交，刮至太溪处。

（二）拔罐治疗

● 留罐法

选用穴位： 中脘、天枢、大横、足三里。

拔罐方法： 采用留罐法，留罐10~15分钟，每日1次。

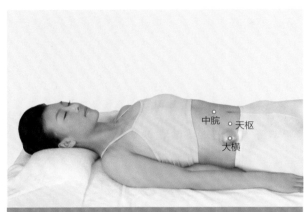

腹部的中脘、天枢、大横，选用小罐，留罐10分钟。

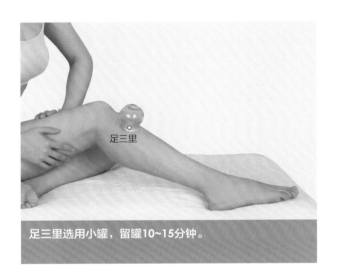

足三里选用小罐，留罐10~15分钟。

（三）预防调护

◎ 注意气候变化，及时增减衣物，避免感受外邪，防止腹部受凉。

◎ 要养成良好的饮食习惯，饭前洗手，进食宜细嚼慢咽，饭后禁止立即参加体育活动。

◎ 饮食要有节律，忌暴饮暴食，忌食生冷、不洁的食物，少食过于辛辣、油腻的食品。

◎ 疼痛剧烈者应卧床休息，进食易消化、富有营养的食物。虚寒者宜进热食，热证者宜进温食，食积腹痛者宜暂禁食或少食。

◎ 患者出现腹痛剧烈、冷汗淋漓、四肢不温、呕吐不止等症状，可能是急腹症，应立即送往医院急救。

十二	呕吐

呕吐是指胃失和降，气逆于上，迫使胃中之物从口中吐出的一种病症。一般以有物有声谓之呕，有物无声谓之吐，无物有声谓之干呕，临床上呕与吐常同时发生，故合称为呕吐。呕吐可出现于多种疾病之中，如胃炎、幽门痉挛、幽门梗阻、神经官能症、肝炎、胰腺炎、胆囊炎等。

中医学认为，胃主受纳、腐熟水谷，以和降为顺，与脾共司升清降浊。凡外感内伤，邪气侵犯胃腑，导致胃失和降，胃气上逆就会引起呕吐。呕吐的病因主要有四个方面，分别是外邪犯胃、饮食不节、情志失调和病后体虚。

（一）刮痧治疗

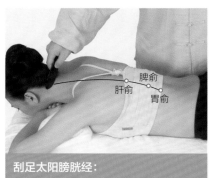

刮足太阳膀胱经：
　　由肝俞沿脊柱两侧向下，经脾俞刮至胃俞。

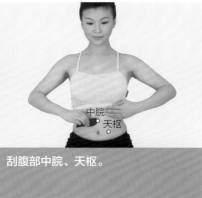

刮腹部中脘、天枢。

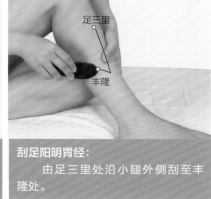

刮足阳明胃经：
　　由足三里处沿小腿外侧刮至丰隆处。

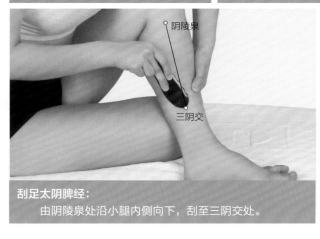

刮足太阴脾经：
　　由阴陵泉处沿小腿内侧向下，刮至三阴交处。

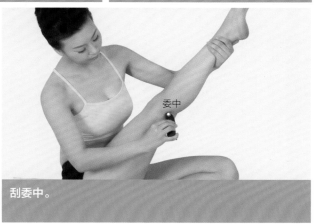

刮委中。

（二）拔罐治疗

● 留罐法

选用穴位： 肾俞、肝俞、胃俞、中脘、足三里。

拔罐方法： 采用留罐法，留罐10~15分钟，每日或隔日1次。

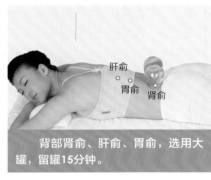

背部肾俞、肝俞、胃俞，选用大罐，留罐15分钟。

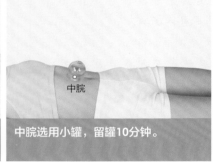

中脘选用小罐，留罐10分钟。

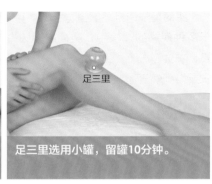

足三里选用小罐，留罐10分钟。

● 走罐法

选用穴位： 膻中至神阙。

拔罐方法： 在穴位上走罐，至皮肤潮红为止，最后在中脘、神阙上留罐10分钟左右，每日或隔日1次。

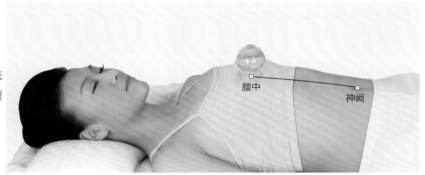

（三）预防调护

◎ 起居有常，生活有节，避免风寒暑湿、秽浊之邪入侵。

◎ 保持心情舒畅，避免精神刺激，肝气犯胃者更应该注意调节情志。

◎ 饮食方面也要注意。脾胃虚弱者，饮食不宜过多，同时不要食用生冷瓜果等，禁服寒凉药物；胃中有热者，忌食肥甘厚腻、辛辣香燥、醇酒等食品，禁服温燥药物，戒烟。

◎ 呕吐不止的患者应让其卧床休息，密切关注其病情。饮水以热饮为宜，并可加入少量生姜汁。

十三 | 头痛

头痛是临床常见的自觉症状，可单独出现，也可见于多种疾病的过程中。头痛的病因有外感和内伤两大类，主要有五个方面，一是感受外邪；二是情志失调，主要为肝郁气滞；三是先天不足或者是房事不节，先天禀赋不足，或房劳过度，导致肾精亏损；四是饮食劳倦及久病体虚，导致脾胃虚弱，气血生化不足，头部失于荣养；五是头部外伤或久病入络。

（一）刮痧治疗

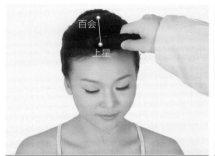

刮督脉：
　　由上星沿后正中线向后，经百会、风府刮至大椎。先由上星刮到百会。

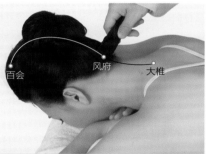

再由百会经风府刮至大椎。

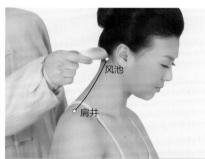

刮足少阳胆经：
　　由风池沿颈部，经完骨刮至肩部的肩井。

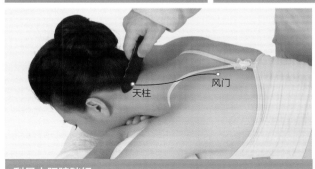

刮足太阳膀胱经：
　　由天柱沿脊柱两侧向下，刮至背部的风门处。

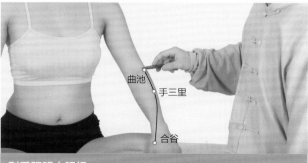

刮手阳明大肠经：
　　由曲池沿前臂后外侧向下，经手三里刮至合谷。

（二）拔罐治疗

● 留罐法

选用穴位：太阳、印堂、阳白、大椎、风池。

拔罐方法：用闪火法将罐具吸拔在穴位上，留罐10~15分钟，至皮肤出现红色淤斑后起罐。3~5天治疗1次。

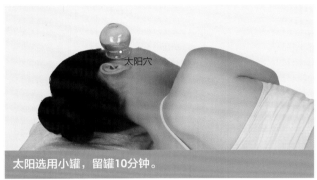

太阳选用小罐，留罐10分钟。

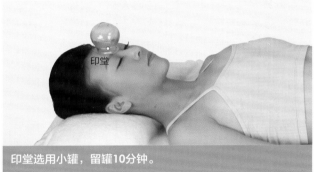

印堂选用小罐，留罐10分钟。

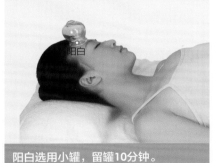

阳白选用小罐，留罐10分钟。

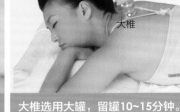

大椎选用大罐，留罐10~15分钟。

风池选用小罐，留罐15分钟。

（三）预防调护

◎ 保持心情舒畅，防止情绪紧张、焦虑、愤怒。注意劳逸结合，避免过度疲劳，保证充足的睡眠时间，避免熬夜。

◎ 保护好眼睛，避免眼睛疲劳，不要在过强或者太弱的灯光下阅读，长时间用眼后要让眼睛得到充分休息。戴眼镜者要经常验光，以确保眼镜度数合适。

◎ 保持正确的睡姿和坐姿，积极预防颈椎病。颈椎病是引起头痛的一个重要原因。

◎ 饮食宜清淡，不可过食辛辣刺激性食物，不可过量喝咖啡、浓茶，应戒烟戒酒。

◎ 注意防寒保暖，加强体育锻炼，抵御外邪侵袭。睡觉时头部避免吹风，避免在头发未干时睡觉。

十四 | 眩晕

"眩"即眼花或眼前发黑，"晕"是头晕或感觉自身、外界景物旋转，两者常同时并见，故统称为"眩晕"。轻者闭目可止，重者如坐车船，有旋转不定的感觉，不能站立，或伴有恶心、呕吐、出汗、面色苍白等症状，严重者可突然扑倒。

眩晕主要因髓海不足，气血亏虚，清窍失养，痰浊壅遏或化火上蒙脑窍而发病。

（一）刮痧治疗

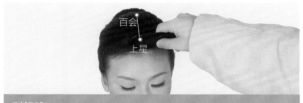

刮督脉：
由上星沿后正中线向后，经百会、风府刮至大椎。先由上星刮至百会。

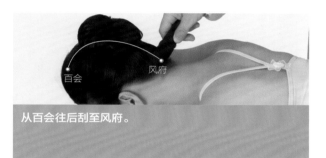

从百会往后刮至风府。

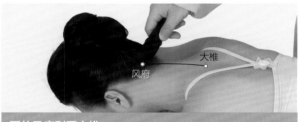

再从风府刮至大椎。

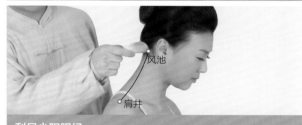

刮足少阳胆经：
由风池沿颈部刮至肩部的肩井。

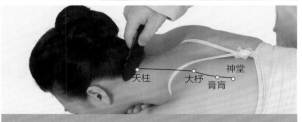

刮足太阳膀胱经：
由天柱沿脊柱两侧经大杼、膏肓，刮至神堂处。

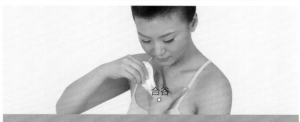

刮手阳明大肠经的合谷。

（二）拔罐治疗

● 留罐法

选用穴位： 内关、阴陵泉、丰隆。

拔罐方法： 留罐5~10分钟，每日1次，10次为1个疗程。

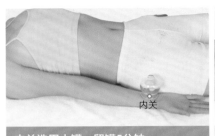
内关选用小罐，留罐5分钟。

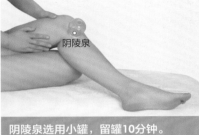
阴陵泉选用小罐，留罐10分钟。

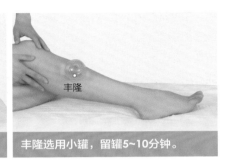
丰隆选用小罐，留罐5~10分钟。

● 刮痧拔罐法

选用穴位： 百会、三阴交。

拔罐方法： 百会用刮痧法，以局部皮肤潮红、无痧点为度，不拔罐。三阴交用留罐法，留罐15分钟，每日1次，10次为1个疗程。

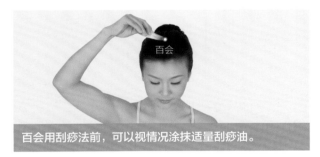
百会用刮痧法前，可以视情况涂抹适量刮痧油。

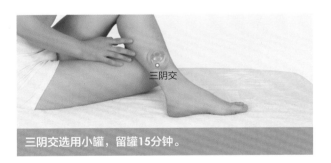
三阴交选用小罐，留罐15分钟。

（三）预防调护

◎ 坚持适当的体育锻炼，增强体质。保持心情舒畅、情绪稳定，防止七情内伤。

◎ 注意劳逸结合，避免过度劳累，避免高空作业，避免突然、剧烈的体位变化和头颈部运动，以防眩晕症状加重或发生昏倒。

◎ 饮食有节，宜清淡，防止暴饮暴食，忌过食肥甘醇酒及过咸伤肾之品，尽量戒烟戒酒。

◎ 眩晕发病后要及时治疗，注意休息，严重者当卧床休息。

◎ 由内科疾病引起的眩晕，大多无旋转感，有原发病的症状，如高血压、贫血、神经衰弱等，在治疗眩晕的同时，应该积极治疗原发病。

十五 │ 失眠

失眠是以经常不能获得正常睡眠为特征的一类病症，主要表现为睡眠时间、深度不足，轻者入睡困难，或睡而不酣，时睡时醒，或醒后不能再入睡，重则彻夜不能入睡，常影响正常的工作、生活、学习和健康。本症多见于神经衰弱、贫血等疾病。

中医认为，失眠的病机总属阳盛阴衰，阴阳失调。

引起失眠的病因主要有：一是饮食不节。暴饮暴食，损伤脾胃，胃气失和，不得安寐，即《素问》中所说的"胃不和则卧不安"；二是情志失常。喜怒哀乐等情志过极，导致脏腑功能失调，引起失眠；三是劳逸失调。劳倦太过，或思虑过度，损伤心脾，导致失眠；四是病后体虚。久病血虚，心血不足，引起失眠。

（一）刮痧治疗

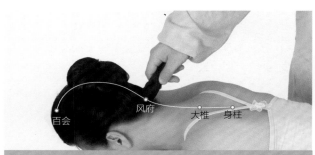

刮督脉：
由百会向后经风府、大椎刮至身柱。

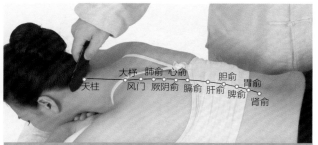

刮足太阳膀胱经：
由天柱沿脊柱两侧向下，经风门、肺俞、厥阴俞、心俞、膈俞、肝俞、胆俞、脾俞、胃俞等穴，刮至肾俞。

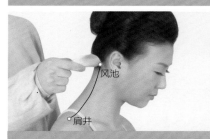

刮足少阳胆经：
由颈部风池刮至肩部的肩井。

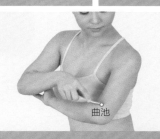

刮手厥阴心包经：
由肘部前侧曲池，沿前臂前侧正中向下，经内关，刮至手心的劳宫。

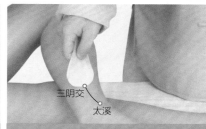

刮足少阴肾经：
由三阴交沿小腿内侧，刮至太溪。

（二）拔罐治疗

● 留罐法

选用穴位： 百会、四神聪、印堂、风池、内关、足三里、三阴交。

拔罐方法： 采用留罐法，每次选用4~5个穴位，留罐5~15分钟，每日1次。

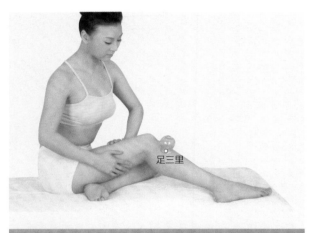

足三里、百会、四神聪选用小罐，留罐5~10分钟。

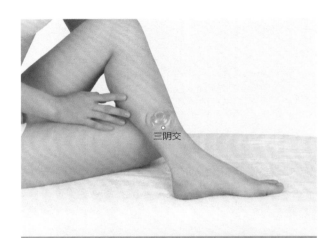

三阴交选用小罐，留罐5~10分钟。

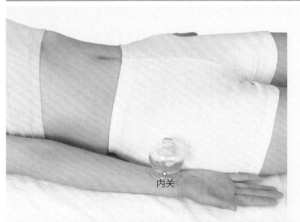

内关选用小罐，留罐10分钟。

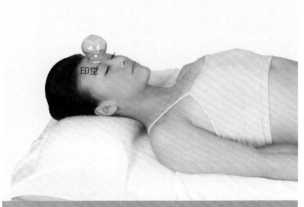

印堂选用小罐，留罐10分钟。

● 走罐法

选用穴位：足太阳膀胱经的大杼至膀胱俞；督脉的大椎至命门。

拔罐方法：每次选用1组穴位，用大小合适的罐具在穴位上来回走罐，至皮肤出现红色淤斑为止。每周治疗3次，6次为1个疗程。本法适用于各种原因引起的失眠。

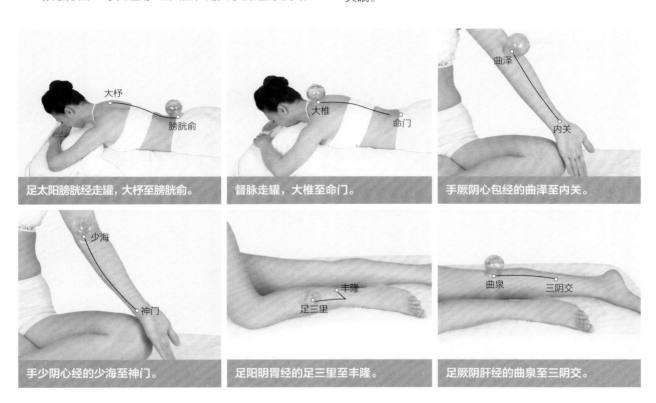

足太阳膀胱经走罐，大杼至膀胱俞。

督脉走罐，大椎至命门。

手厥阴心包经的曲泽至内关。

手少阴心经的少海至神门。

足阳明胃经的足三里至丰隆。

足厥阴肝经的曲泉至三阴交。

（三）预防调护

◎ 积极进行心理情志的调整，克服过度的紧张、兴奋、焦虑、抑郁、惊恐、愤怒等不良情绪，做到喜怒有节，保持精神舒畅。

◎ 作息时间要规律，养成良好的睡眠习惯，睡前避免从事紧张、兴奋的活动，养成定时就寝的习惯。

◎ 注意睡眠环境的安宁，床铺要舒适，卧室光线要柔和，并努力减少噪声，去除各种可能影响睡眠的外在因素。

◎ 晚餐要清淡，不宜过饱，忌浓茶、咖啡和吸烟。适当从事体力活动或体育锻炼，增强体质，持之以恒，可促进身心健康。

十六 | 神经衰弱

神经衰弱是一种常见的功能性疾病，其临床表现为失眠、头痛、神经过敏、精神不振、易疲劳、易被激怒、记忆力减退、注意力不集中等。精神因素是造成神经衰弱的主要原因，日常生活中所有引起持续性精神紧张的因素，均会使神经活动强烈而持久地处于紧张状态，超过神经系统的耐受限度后，便会引发神经衰弱。

中医学认为，本病与精神情志因素以及饮食失调有关。病因有四个方面，一是思虑过度或者长期紧张，耗伤心血，导致心血不足；二是情志不遂，肝气郁结而化火，以致灼伤肝阴，无以制阳；三是饮食失调，内伤脾胃，气血生化不足，导致气血两虚；四是过度劳倦，或久病伤肾，以致肾阴虚不能上济心火。

（一）刮痧治疗

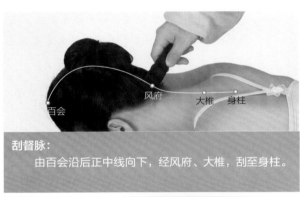

刮督脉：
由百会沿后正中线向下，经风府、大椎，刮至身柱。

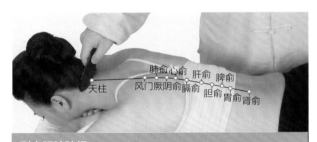

刮太阳膀胱经：
由天柱沿脊柱两侧向下，经风门、肺俞、厥阴俞、心俞、膈俞、肝俞、胆俞、脾俞、胃俞等穴，刮至肾俞。

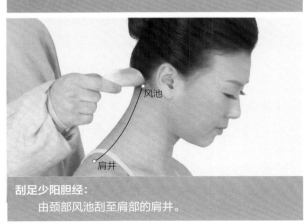

刮足少阳胆经：
由颈部风池刮至肩部的肩井。

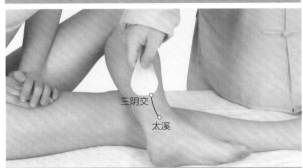

刮足少阴肾经：
由三阴交沿小腿内侧刮至太溪。

（二）拔罐治疗

● 走罐法 + 留罐法

选用穴位： 膀胱俞、督脉、心俞、三阴交、内关。

拔罐方法： 先在膀胱经和督脉上行走罐法，由上而下，至皮肤微热、潮红为止。然后在心俞、三阴交、内关等穴位上用留罐法，留罐10~15分钟。每日1次，10次为1个疗程。

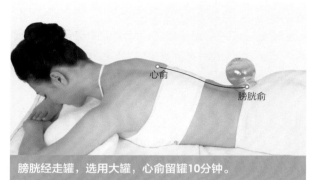

膀胱经走罐，选用大罐，心俞留罐10分钟。

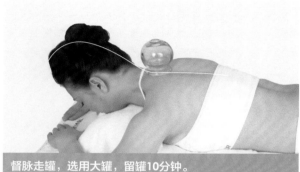

督脉走罐，选用大罐，留罐10分钟。

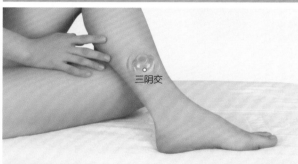

三阴交选用小罐，留罐10~15分钟。

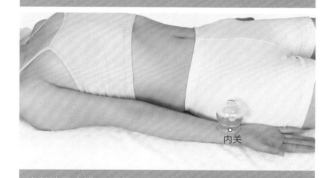

内关选用小罐，留罐10分钟。

（三）预防调护

◎ 首先要养成有规律的生活习惯，安排好自己的工作、学习和休息时间。学会科学用脑，防止大脑过度疲劳。

◎ 根据个人的体力、爱好，每天坚持适当的体育锻炼，如打球、游戏、做体操等。

◎ 饮食上，忌食用有兴奋作用的食物，如咖啡、浓茶、烟酒等，忌辛辣、肥腻的食物。

◎ 本病与患者的精神情志关系较大，因此治疗前应做好患者的思想工作，以解除不必要的恐惧、紧张心理，帮助患者树立战胜疾病的信心。

◎ 由于本病病程较长，因此治疗的时间也较长，必须坚持治疗，防止复发。

十七 | 高血压

高血压是以动脉血压持续升高为主要表现的一种常见疾病。收缩压大于等于140毫米汞柱和或舒张压大于等于90毫米汞柱，就是高血压。如果连续三次（不在同一天内）测量血压都超过正常标准，就可确诊为原发性高血压。高血压患者常伴有头痛、头晕、心悸、失眠、乏力、记忆力减退等症状，严重时可出现恶心、呕吐、神志昏迷等严重症状。

高血压分为原发性和继发性两种。继发性高血压是指由某些明确疾病引起的高血压，如急慢性肾炎引起的肾性高血压，只占高血压患者的5%~10%；原发性高血压占90%以上，其病因尚不完全明确，与家族遗传或吸烟、饮酒、高盐饮食等不良生活习惯以及职业、肥胖、环境等因素有关。

（一）刮痧治疗

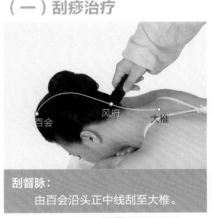

刮督脉：
由百会沿头正中线刮至大椎。

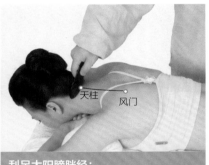

刮足太阳膀胱经：
由天柱沿脊柱两侧向下刮至风门。

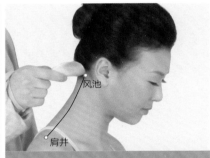

刮足少阳胆经：
由风池沿颈部刮至肩背部的肩井。

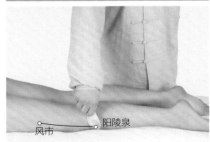

由风市刮到阳陵泉。

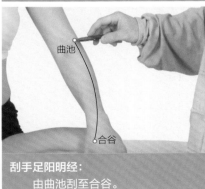

刮手足阳明经：
由曲池刮至合谷。

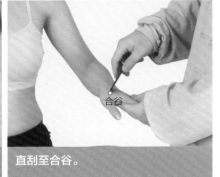

直刮至合谷。

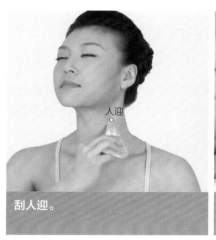

刮人迎。

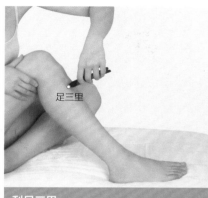

刮足三里。

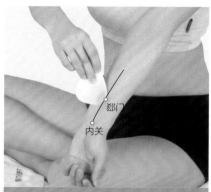

从心包经络穴内关起，刮至郄
门，并可延伸至曲池附近。

（二）拔罐治疗

● 留罐法

　　选用穴位： 曲池、足三里、太冲。

　　拔罐方法： 采用留罐法，留罐10~15分钟，每日1次。

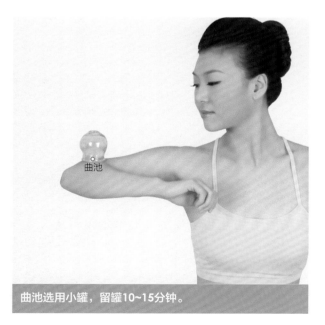

曲池选用小罐，留罐10~15分钟。

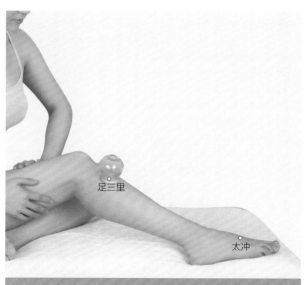

足三里、太冲选用小罐，留罐10分钟。

● 走罐法

选用穴位： 足太阳膀胱经的大杼至膀胱俞。

拔罐方法： 选取大小合适的罐具，吸拔在大杼上，然后沿着膀胱经在大杼和膀胱俞之间来回走罐，至皮肤出现红色淤斑为度。每周治疗2~3次，6次为1个疗程。

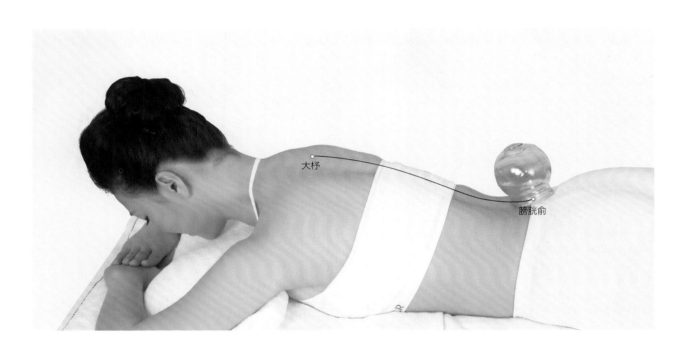

（三）预防调护

◎ 调节膳食结构，少吃食盐，最好限制在每天少于5克。少吃动物脂肪及油腻、油煎食品。多吃蔬菜、水果、奶类、豆类、鱼类。忌烟酒。

◎ 每天生活应有规律，有张有弛，保持情绪稳定。根据人体生物钟节律的要求，养成按时睡眠、按时起床、按时就餐的良好习惯。

◎ 注意运动，适当减肥。争取每天做一些体力活动，如散步、做体操、打太极拳、练气功等，每天活动量要循序渐进地增加。减肥应采取适当节制饮食、增加活动量的综合措施，不能乱用泻药减肥。

◎ 定时测血压，早、晚各一次。最好自备一台血压计，固定测量时间、部位、血压计。如果血压过高、过低均要及时治疗。

◎ 避免精神刺激和情绪激动，避免劳累。血压较高者，要中西医结合治疗，按时服用降压药物，积极控制血压。

十八 | 糖尿病

糖尿病，在中医里称为"消渴"，是以多饮、多食、多尿、乏力、消瘦，或尿有甜味为主要表现的一种疾病。现代医学认为，糖尿病是一种以糖代谢紊乱为主的慢性内分泌代谢病，空腹血糖大于等于7.0毫摩每升、餐后2小时血糖大于等于11.1毫摩每升为糖尿病的诊断指标。本病是由于胰岛素相对或绝对不足，引起糖、脂肪、蛋白质和继发的水、电解质代谢紊乱所致。

糖尿病早期可能无症状，症状明显时会出现多饮、多食、多尿、消瘦，即"三多一少"和空腹血糖高于正常值以及尿糖呈阳性，后期可出现烦渴、头痛、呕吐、腹痛、唇红、舌干、呼吸深快等症状，重则出现昏厥、虚脱等危象。中医根据症状的不同，将消渴分为上消、中消和下消三大类。

（一）刮痧治疗

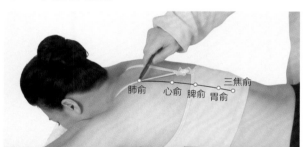

刮足太阳膀胱经：
由肺俞沿脊柱两侧向下，经心俞、脾俞、胃俞等穴，刮至三焦俞。

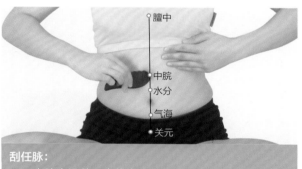

刮任脉：
由膻中沿前正中线向下，经中脘、水分、气海刮至关元。

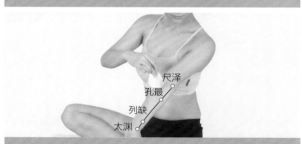

刮手太阴肺经：
由尺泽沿前臂前外侧向下，经孔最、列缺等穴，刮至太渊。

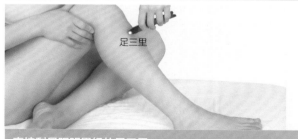

直接刮足阳明胃经的足三里。

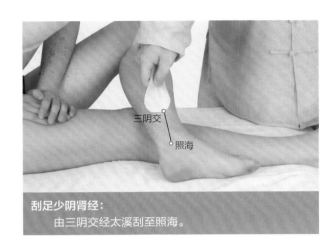

刮足少阴肾经：
由三阴交经太溪刮至照海。

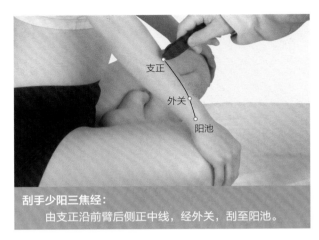

刮手少阳三焦经：
由支正沿前臂后侧正中线，经外关，刮至阳池。

（二）拔罐治疗

● 留罐法

选用穴位：曲池、阳陵泉、三阴交、大椎、脾俞、膈俞、肾俞、足三里。

拔罐方法：采用留罐法，留罐10~15分钟，每日1次。或以闪罐法进行治疗，至皮肤潮红为度。

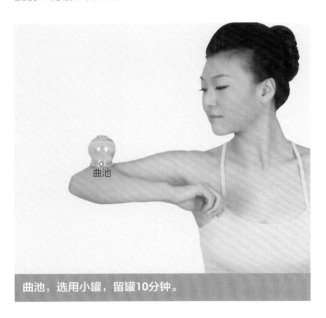

曲池，选用小罐，留罐10分钟。

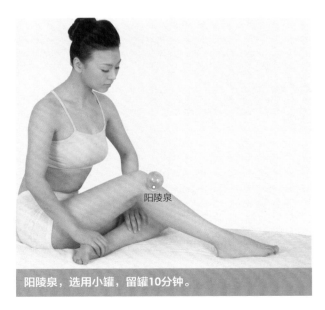

阳陵泉，选用小罐，留罐10分钟。

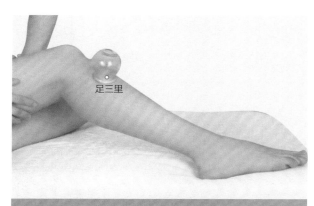

足三里选用小罐，留罐10~15分钟。

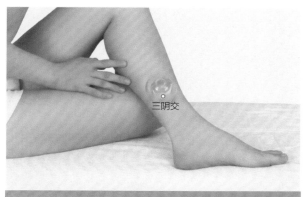

三阴交选用小罐，留罐10分钟。

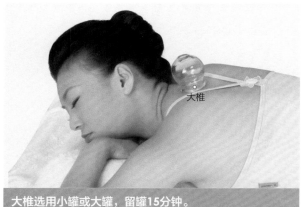

大椎选用小罐或大罐，留罐15分钟。

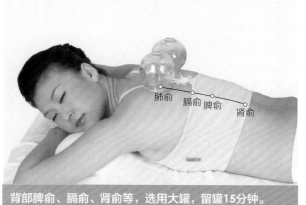

背部脾俞、膈俞、肾俞等，选用大罐，留罐15分钟。

（三）预防调护

◎ 改变不良饮食习惯。吃饭八分饱即可，饮食结构要合理，宜选低糖、高蛋白、低脂肪及高膳食纤维食品，控制主食（如米、面、杂粮及糖）的摄入量。可食用非糖类食物来补充（如豆制品和蔬菜），或用少吃多餐的办法来解决。饮食要少油少盐，忌食辛辣热性食物，忌烟酒。

◎ 改变多吃少动的坏习惯，经常性、有规律地参加体育锻炼。要坚持劳逸结合，避免情志过激和精神紧张。

◎ 改变不合理的作息安排。生活作息有规律，才能使身体的内分泌系统处于良性循环的状态。

◎ 避免拔牙和使皮肤受到创伤，以免感染。节制房事。防止脚部破损而发生感染，应将指甲剪短，穿大小合适的鞋子。

十九 | 慢性肾炎

　　慢性肾炎，即"慢性肾小球肾炎"，是一组由多种原因引起的原发于肾小球的免疫性炎症性疾病。本病起病缓慢，病程长，多见于青少年男性，属于中医学"水肿""淋证""虚劳"和"腰痛"等范畴。

　　本病是由于人体在致病因素，如细菌（链球菌）、病毒、寄生虫等的作用下，激发免疫反应形成的。少数人可由急性肾炎迁延不愈（病程达到一年以上）演变成慢性肾炎。

　　慢性肾炎初期的主要表现是少量蛋白尿或镜下血尿及管型尿，以后可见头面、眼睑水肿，继而肿及四肢、全身，出现高血压、大量蛋白尿等症状；最后出现贫血、严重高血压、慢性肾功能不全或肾衰竭等，同时伴有不同程度的腰部酸痛、尿短少、乏力等症状。

（一）刮痧治疗

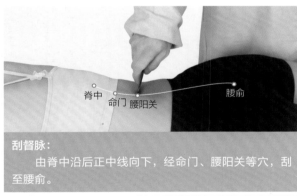

刮督脉：
　　由脊中沿后正中线向下，经命门、腰阳关等穴，刮至腰俞。

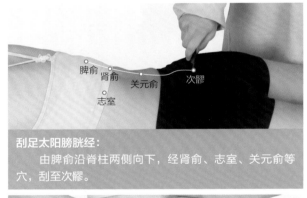

刮足太阳膀胱经：
　　由脾俞沿脊柱两侧向下，经肾俞、志室、关元俞等穴，刮至次髎。

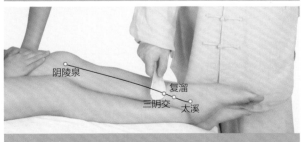

刮足三阴经：
　　由阴陵泉向下，沿小腿内侧经三阴交、复溜等穴，刮至太溪。

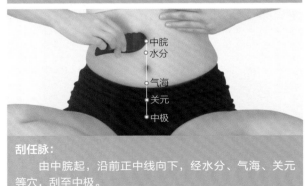

刮任脉：
　　由中脘起，沿前正中线向下，经水分、气海、关元等穴，刮至中极。

（二）拔罐治疗

● 留罐法

选用穴位： 志室、胃仓、京门、大横、天枢、气海、腰阳关、足三里、三阴交。

拔罐方法： 在志室、胃仓、京门、大横、天枢、气海、腰阳关、足三里、三阴交行留罐法，留罐10~15分钟，每日1次。

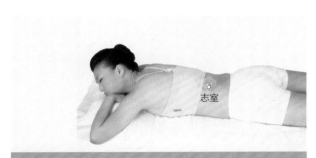

志室，选用大罐，留罐10分钟。

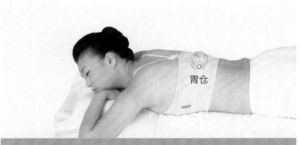

胃仓，选用大罐，留罐15分钟。

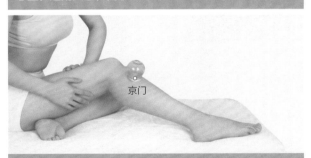

京门，选用小罐，留罐10分钟。

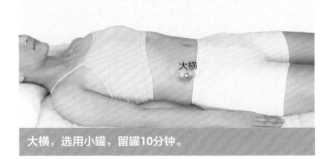

大横，选用小罐，留罐10分钟。

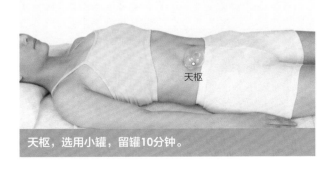

天枢，选用小罐，留罐10分钟。

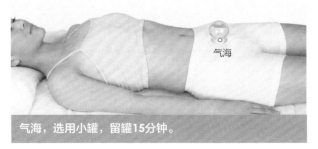

气海，选用小罐，留罐15分钟。

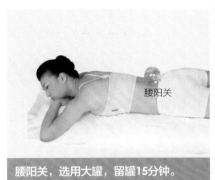 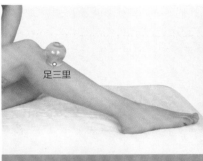 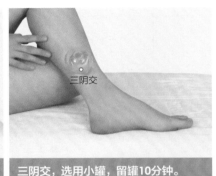

腰阳关，选用大罐，留罐15分钟。　　足三里，选用小罐，留罐10分钟。　　三阴交，选用小罐，留罐10分钟。

（三）预防调护

◎ 预防感染。肾炎的发生常与上呼吸道感染有关，以外受风寒、风热、风湿、湿热、热毒之邪为起因。因此，要特别注意天气寒暖的变化，避免阴雨天外出、汗出当风、涉水冒雨、穿潮湿衣服。

◎ 有病早治。应及早治疗能引起肾炎的其他有关的疾病，也称为肾炎的前驱病，尤其是治疗溶血性链球菌感染所引起的一些疾病，如上呼吸道感染、急性扁桃体炎、咽炎、猩红热、丹毒、疮疡肿毒等。

◎ 起居有常，生活有规律。在日常生活中，应劳逸结合、定时作息、按时就餐。生活不规律、睡眠不足、暴饮暴食、饮酒过度、劳逸无度，均可降低人体对外邪的抵抗力。

◎ 增强体质。要加强身体锻炼，经常参加体育活动，以增强体质，提高免疫力。

◎ 慢性肾炎患者，在饮食上应禁食辛辣、肥甘油腻等食物，禁烟酒，禁海鲜发物。若水肿较甚，有低蛋白血症者，则应限制水和食盐的摄入量，给予高蛋白饮食，以补充血浆蛋白，纠正低蛋白血症。若慢性肾炎急性发作，则应以低盐、低蛋白、高热量、高维生素饮食为主，每天水液的摄入量不超过 1000~1500毫升。若出现肾功能损害，应吃含优质蛋白的食物，禁食植物蛋白。

◎ 水肿、大量蛋白尿、尿血、高血压者，应卧床休息，一般需要休息 2~3 个月，直至临床症状消失。休息可使肾脏血流量增加，有利于肾脏功能的恢复。疾病缓解期尤其要防止劳累，减少性生活，促进人体正气的恢复。

◎ 慢性肾炎患者抵抗力低下，容易患感冒或其他感染性疾病，应注意卫生，防止呼吸道和皮肤感染。

骨科疾病

第二节

本节介绍的骨科疾病，包括脊柱的病症、关节的病变、肌肉韧带的损伤以及骨骼和神经的病症。骨关节疾病一般病因比较明确，或者是急性的损伤，或者是慢性的劳损。由于病因比较简单，本节在介绍疾病时基本没有使用辨证分型的方法，而是直接针对疾病治疗，这样可使治疗更明确、便捷。骨关节的很多疾病都可以通过平时的预防来避免，如颈椎病和肩周炎，若平时保持正确的姿势，避免长时间坐着不动，多锻炼身体，就可大大降低患病的可能。

一 落枕

落枕又称 "颈部伤筋"，临床上以颈项部强直僵硬、酸痛不适、转动不灵、活动受限为主要特点，相当于现代医学的颈部软组织扭伤。具体临床表现为：早晨起床后，突感一侧颈项强直，不能俯仰转侧，颈部肌肉痉挛、强直、酸胀疼痛，并可向同侧肩背部及上臂放射，或兼有头痛、怕冷等症状。轻者4~5天可自愈，重者延续数周。

本病多由体质虚弱、过度劳累、睡眠姿势不当或枕头高低不适，使颈部骨节筋肉遭受长时间的过度牵拉而发生痉挛所致；或因风寒之邪侵袭项背，导致局部经脉气血阻滞而发生落枕。

（一）刮痧治疗

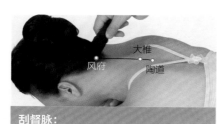

刮督脉：
由风府沿脊柱正中向下经大椎，刮至陶道。

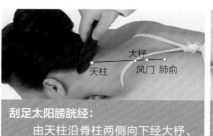

刮足太阳膀胱经：
由天柱沿脊柱两侧向下经大杼、风门，刮至肺俞。

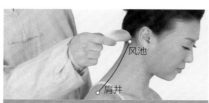

刮足少阳胆经：
由风池沿颈项部向下刮至肩部的肩井。

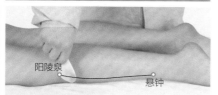

由阳陵泉起，沿小腿外侧，刮至悬钟。

（二）拔罐治疗

● 留罐法

选用穴位： 阿是穴（颈部压痛敏感点）、肩井、大椎、风门。

拔罐方法： 采用留罐法，将罐具吸拔在穴位上，留罐10~15分钟，以皮肤出现红色淤斑为度。每日治疗1次。

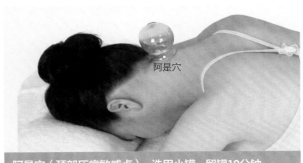

阿是穴（颈部压痛敏感点），选用小罐，留罐10分钟。

肩井选用小罐，留罐10分钟。

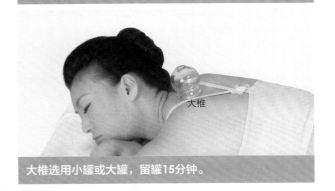

大椎选用小罐或大罐，留罐15分钟。

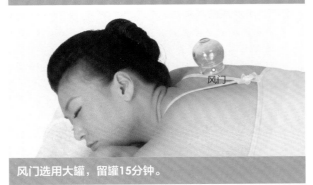

风门选用大罐，留罐15分钟。

（三）预防调护

○ 以正确的睡姿睡觉，不能让颈部扭曲。选择高低、松软合适的枕头，枕头高度以10~15厘米为宜。

○ 睡觉时做好防寒保暖措施，不要让颈部受凉。天气炎热时，不要将空调或者电扇对着颈部直吹，不要睡在被风直吹的地方。

○ 适当地补充钙和维生素，加强体育锻炼。

○ 落枕反复发作者，应考虑颈椎病的可能性，需进一步明确诊断。

二 | 颈椎病

颈椎病又称"颈椎综合征"，是40岁以上中老年人的常见病、多发病。该病是由于颈椎增生刺激或压迫颈神经根、椎动脉和交感神经而引起的综合征。症状轻者头部、颈部和肩臂麻木疼痛，重者可致肢体酸软无力、大小便失禁、瘫痪。病变累及交感神经时则可出现头晕、头痛、视力模糊、双目干胀、耳鸣、平衡失调、心动过速、心悸等症状。

颈椎病的病因主要有三个方面，一是筋骨劳伤。跌扑损伤或长期低头伏案，损伤颈部筋骨，经气失利，气血凝滞；二是风寒外袭。劳累后风寒乘虚侵袭，或久卧湿地，寒凝气滞，经脉拘急不通而发病；三是肝肾亏虚。中年以后，肝肾精血尤易受损，肝主筋，肾主骨，会因肝肾亏虚、精血不足、筋骨失养而发病。

（一）刮痧治疗

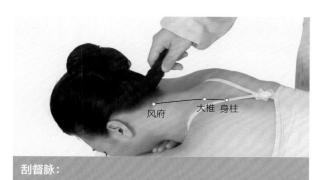

刮督脉：
由风府沿脊柱正中向下经大椎，刮至身柱。

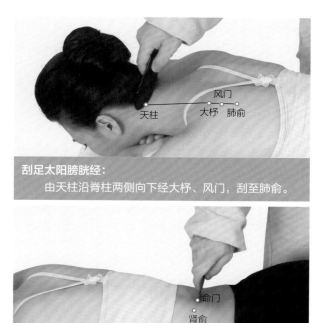

刮足太阳膀胱经：
由天柱沿脊柱两侧向下经大杼、风门，刮至肺俞。

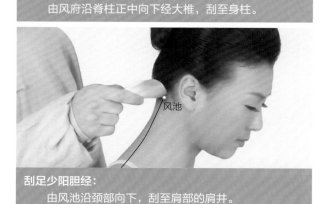

刮足少阳胆经：
由风池沿颈部向下，刮至肩部的肩井。

刮腰部诸穴：
刮命门、肾俞、志室。

（二）拔罐治疗

● 留罐法

选用穴位：阿是穴（颈部压痛敏感点）、肩井、大椎、风门。

拔罐方法：采用留罐法，将罐具吸拔在穴位上，留罐10~15分钟，以皮肤出现红色淤斑为度。每日治疗1次。

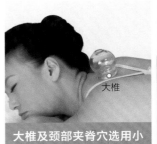

大椎

阿是穴

大椎及颈部夹脊穴选用小罐或大罐，留罐10~15分钟。

阿是穴（肩背部压痛敏感点）选用大罐，留罐15分钟。

● 走罐法

选用穴位：颈部夹脊穴、小肠经的肩外俞至天宗、阿是穴。

拔罐方法：选择大小合适的罐具，用闪火法吸拔在穴位上，推动罐具在穴位上走罐，至皮肤出现红色淤斑为止。每周治疗2次，4次为1个疗程。

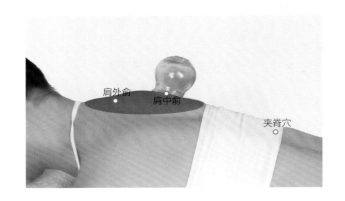

肩外俞

肩中俞

夹脊穴

（三）预防调护

◎ 坐姿正确。要预防颈椎病的发生，最重要的是坐姿要正确，使颈肩部放松，保持最舒适自然的姿势。长时间坐办公室的工作者，应每隔一段时间站起来走动走动，活动一下颈肩部，松弛颈肩部的肌肉。

◎ 活动颈部。每工作1~2小时后，应有目的地让头颈部向前后左右转动数次，转动时应轻柔、缓慢，以达到各个方向的最大活动范围为准，可使得颈椎关节的疲劳得到缓解。

◎ 抬头望远。长时间近距离看物，尤其是处于低头状态者，既影响颈椎，又易引起视力疲劳，甚至会诱发屈光不正。因此，每当伏案过久后，应抬头向远方眺望半分钟左右。这样既可消除疲劳感，又有利于颈椎的保健。

◎ 睡眠方式。睡觉时不可趴着睡，枕头不可过高、过硬或过低。枕头中央应略凹进去，颈部应充分接触枕头并保持略后仰，不要悬空。习惯侧卧位者，应使枕头与肩同高。睡觉时，不要躺着看书。不要对着头颈部吹冷风。

◎ 避免损伤。注意防止急性颈椎损伤，如避免猛抬重物、紧急刹车等。

三 | 肩周炎

肩周炎俗称"漏肩风"，中医里叫做"寒凝肩"，因多发于50岁左右的人群，所以又叫做"五十肩"。肩周炎是以肩关节疼痛和功能障碍为主要症状的常见疾病，在中医里属于"肩痛""痹证"的范畴。本病的发病率女性略高于男性，多见于体力劳动者。

中医认为引起本病的原因主要有气血不足、外感风寒湿邪、外伤筋骨三个方面。本病主要的临床表现为：一是肩部疼痛，初起时肩部呈阵发性疼痛，多数为慢性发作，以后疼痛逐渐加剧，或为钝痛，或为刀割样痛，且呈持续性，气候变化时或劳累后，疼痛常有所加重；

二是肩关节活动受限，肩关节向各方向活动均可受限，以外展、上举、内外旋更为明显，特别是当肩关节外展时出现典型的"扛肩"现象，梳头、穿衣、洗脸、叉腰等动作均难以完成，严重时肘关节功能也可受影响；三是怕冷，患肩怕冷，不少患者终年用棉垫包肩，即使在暑天，也不敢让肩部吹风；四是压痛，多数患者在肩关节周围可触到明显的压痛点；五是肌肉痉挛与萎缩，早期三角肌、冈上肌等肩周围肌肉可出现痉挛，晚期可发生废用性肌萎缩，出现肩峰突起、上举不便、后弯不利等典型症状。

（一）刮痧治疗

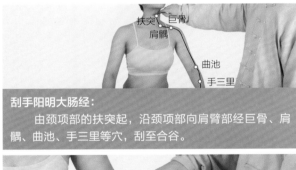

刮手阳明大肠经：
　　由颈项部的扶突起，沿颈项部向肩臂部经巨骨、肩髃、曲池、手三里等穴，刮至合谷。

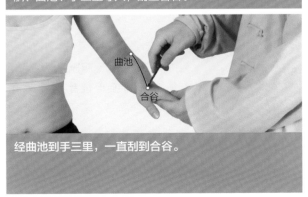

经曲池到手三里，一直刮到合谷。

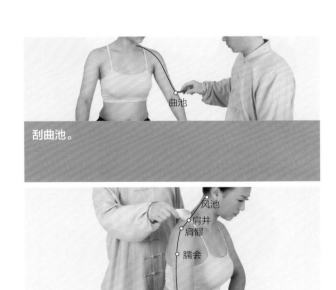

刮曲池。

刮手、足少阳经：
　　由颈部的风池沿颈部向下，经肩井、肩髎、臑会等穴，刮至肘后的天井。

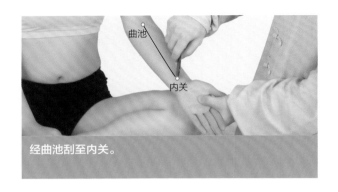

经曲池刮至内关。

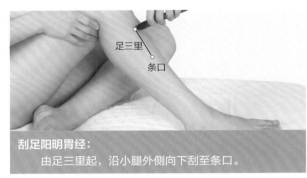

刮足阳明胃经：
由足三里起，沿小腿外侧向下刮至条口。

（二）拔罐治疗

● 留罐法

选用穴位： 肩井、肩髃、肩贞、肩内陵、肩外陵、臂臑、臑会、曲池、秉风、天宗、曲垣。

拔罐方法： 每次选用6~7个穴位，采用留罐法，留罐10~15分钟，每日1次。

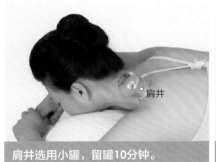

肩井选用小罐，留罐10分钟。

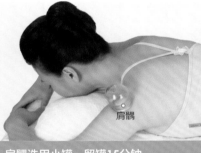

肩髃选用小罐，留罐15分钟。

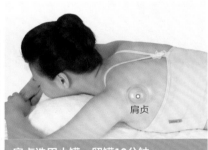

肩贞选用小罐，留罐10分钟。

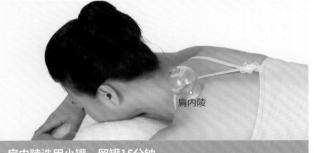

肩内陵选用小罐，留罐15分钟。

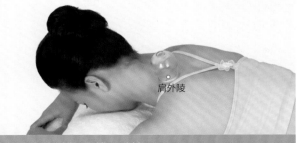

肩外陵选用小罐，留罐15分钟。

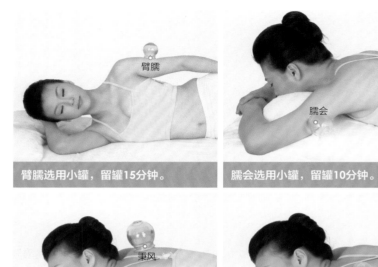
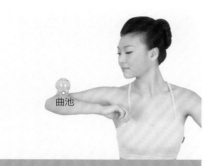

臂臑选用小罐，留罐15分钟。　　臑会选用小罐，留罐10分钟。　　曲池选用小罐，留罐15分钟。

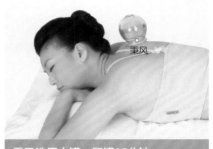
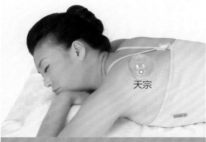
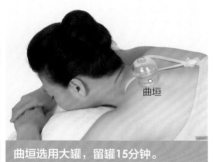

秉风选用大罐，留罐15分钟。　　天宗选用大罐，留罐15分钟。　　曲垣选用大罐，留罐15分钟。

（三）预防调护

◎ 纠正不良姿势：经常伏案、双肩处于外展状态的人，应注意调整姿势，避免长期的不良姿势造成慢性劳损和积累性损伤。

◎ 加强功能锻炼：应注重肩关节的锻炼，可经常练习太极拳、太极剑、门球，或在家里进行双臂悬吊，选用拉力器、哑铃以及双手摆动等运动方式，但要注意运动量，以免造成肩关节及其周围软组织损伤。

◎ 注意防寒保暖：寒邪侵袭肩关节可诱发肩周炎，在日常生活中要注意防寒保暖，特别是避免肩部受凉。

◎ 预防相关疾病：患有糖尿病、颈椎病、肩部和上肢损伤等病症的人，要密切观察是否有肩部疼痛的症状，肩关节活动范围是否减小，并应进行肩关节的主动和被动运动，以保持肩关节的活动度。对已发生肩周炎的患者，除积极治疗患侧外，还应对健侧进行预防。

四 | 网球肘

网球肘在医学上称为肱骨外上髁炎，因网球运动员易患此病，所以又叫"网球肘"。本病多见于经常旋转前臂和屈伸肘关节的劳动者，如木工、钳工、水电工、家庭妇女以及网球运动员，主要是由慢性劳损引起，急性扭伤和拉伤也可致病。

本病多数发病缓慢，在症状初期，患者只感到肘关节外侧酸困和轻微疼痛，疼痛有时可向上或向下放射，局部无红肿，肘关节伸屈不受影响，但做前臂旋转活动时可致疼痛。手无法用力握物，提壶、拧毛巾、打毛衣等运动也可使疼痛加重；严重者肘部疼痛、僵硬，活动受到限制，手指伸直、伸腕或拿筷子时即可引起疼痛。少数患者在阴雨天时自觉疼痛加重。

（一）刮痧治疗

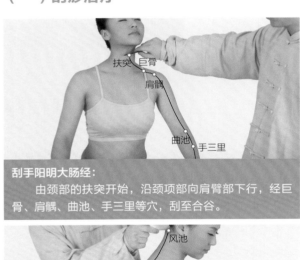

刮手阳明大肠经：
由颈部的扶突开始，沿颈项部向肩臂部下行，经巨骨、肩髃、曲池、手三里等穴，刮至合谷。

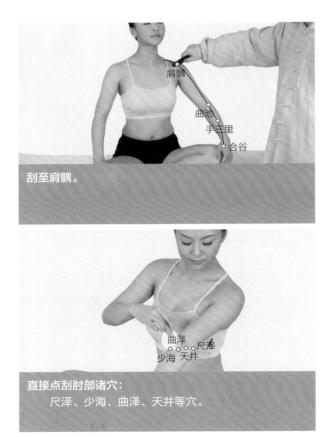

刮至肩髃。

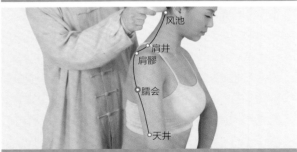

刮手、足少阳经：
由颈部的风池沿颈部向下，经肩部的肩井，肩部的肩髎、臑会等穴，刮至肘后的天井。

直接点刮肘部诸穴：
尺泽、少海、曲泽、天井等穴。

（二）拔罐治疗

● 留罐法

选用穴位： 曲池、手三里、肘髎、外关、尺泽。

拔罐方法： 采用留罐法，留罐10~15分钟。每日1次，5次为1个疗程。

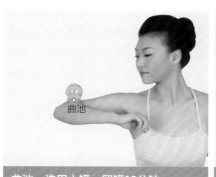

曲池，选用小罐，留罐10分钟。

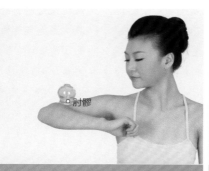

肘髎，选用小罐，留罐10分钟。

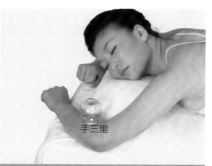

手三里选用小罐，留罐10分钟。

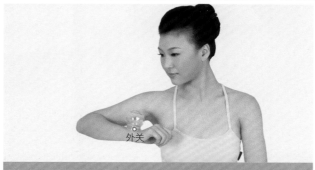

外关，选用小罐，留罐10分钟。

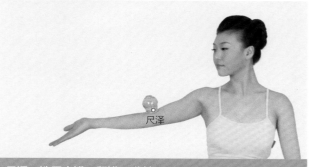

尺泽，选用小罐，留罐10分钟。

（三）预防调护

○ 网球爱好者应该学习正确的击球技术，纠正错误的击球动作。打网球之前应该做好热身运动，用支撑力较强的护腕和护肘把腕、肘部保护起来，并于前臂肌腹处缠绕弹性绷带，限制腕、肘部的翻转和伸直，可以减少疼痛发生，但松紧度要适中。

○ 一旦被确诊为网球肘，则最好能够中止练习，待完全康复并对错误动作进行纠正之后再继续进行练习。

○ 在治疗期间，尽量减少肘部活动，勿提重物。可配合推拿、敷贴、穴位封闭等疗法，治疗效果更好。

五 | 足跟痛

足跟痛是由急性或慢性损伤引起，以足跟着力部位疼痛为主要症状，多见于中老年人，女多于男。本病可分为三类，一是跟后痛，二是跟下痛，三是跟骨病。中医学认为本病是由于年老肝肾不足、体质虚弱，不能温煦和滋养跟骨、经脉，导致骨萎筋弛；或因风寒湿邪侵袭，致使气滞血淤、经络受阻。

轻者走路、久站才出现疼痛；重者足跟肿胀，不能站立和行走，平卧时也有持续酸胀或刺样、灼热样疼痛，痛时甚至累及小腿后侧。急性损伤者，表现为足跟着力部急性疼痛，不敢走路，尤其在凹凸不平的道路上行走更痛苦，局部微肿，压痛明显；慢性损伤者，起病缓慢，每天早上下床时疼痛较重，行走片刻后疼痛减轻，若行走时间较长则疼痛难行，多为一足，病程较长。

（一）刮痧治疗

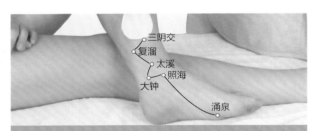

刮足少阴肾经：
由三阴交沿小腿内侧向下，经复溜、太溪、大钟、照海等穴，刮至足底部涌泉。

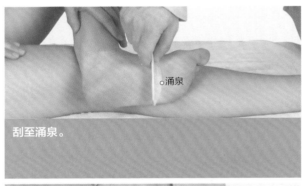

刮至涌泉。

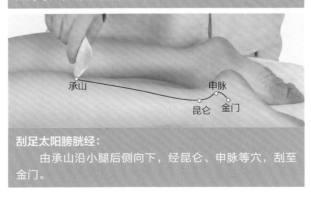

刮足太阳膀胱经：
由承山沿小腿后侧向下，经昆仑、申脉等穴，刮至金门。

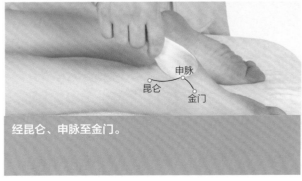

经昆仑、申脉至金门。

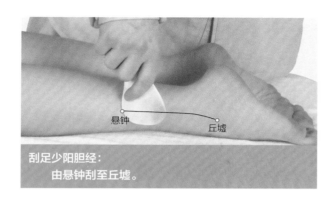

刮足少阳胆经：
由悬钟刮至丘墟。

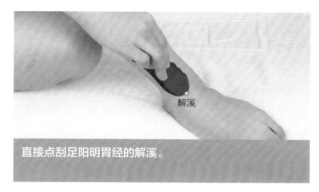

直接点刮足阳明胃经的解溪。

（二）拔罐治疗

● 留罐法

选用穴位： 承山、太溪、昆仑、水泉、照海、足三里、三阴交、阿是穴。

操作方法： 使用留罐法，留罐时间10~15分钟。隔日1次，5次为1个疗程。

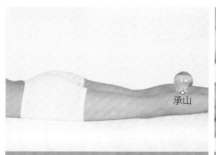

承山，选用小罐，留罐10分钟。

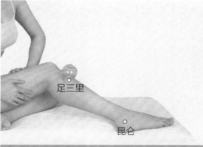

足三里、昆仑、阿是穴（痛点）选用小罐，留罐15分钟。

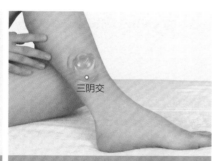

三阴交选用小罐，留罐10分钟。

（三）预防调护

◎ 在拔罐、刮痧治疗的同时，可配合服用补益肝肾的药物，如六味地黄丸等。还可配合中药外洗、热敷等方法治疗。

◎ 疼痛较重时，应多注意休息，不宜站立或行走，以减少负重所引起的疼痛。

◎ 平时宜穿软底鞋或在患侧的鞋内放置海绵垫。局部可每天热敷或用温水浸足。

六 | 腰痛

腰痛，又称为"腰脊痛"，是指因外感、内伤或闪挫，导致腰部气血运行不畅，或失于濡养，引起腰脊或脊柱旁部位疼痛为主要症状的一种病症。《素问》中说："腰者，肾之府，摇转不能，肾将惫也，"由此可见，腰痛大多和肾有关。腰痛是临床常见的症状，现代医学中的腰肌纤维炎、强直性脊柱炎、腰椎骨质增生症、腰椎间盘病变、腰肌劳损等以及某些内脏疾病，都会出现腰痛的症状。

中医学认为，腰痛的主要病因有三个方面，一是外邪侵袭，感受风、寒、湿、热之邪。二是体虚年老，先天禀赋不足，加之劳累负重，或久病体虚，或年老体衰，或房事不节，以致肾精亏虚、腰府失养。三是跌扑闪挫，举重抬物，暴力扭转，坠堕跌打，或体位不正，用力不当，屏气闪挫，导致腰部经络或血脉损伤。

（一）刮痧治疗

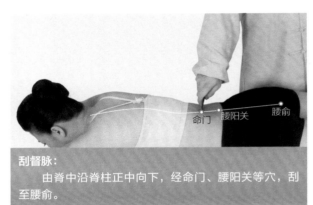

刮督脉：
由脊中沿脊柱正中向下，经命门、腰阳关等穴，刮至腰俞。

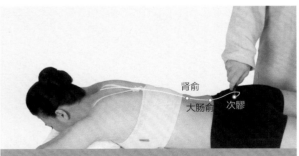

刮足太阳膀胱经至腰骶部：
由脾俞沿脊柱两侧的膀胱经向下，经肾俞、大肠俞等穴，刮至次髎。

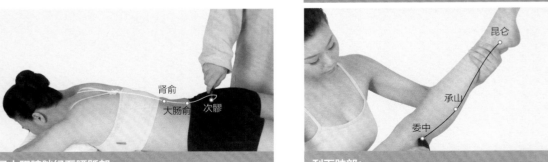

刮下肢部：
由委中沿小腿后侧向下，经承山，刮至昆仑。

（二）拔罐治疗

● 留罐法

    选用穴位：肾俞、腰阳关、关元俞、次髎、居髎、委中、承山、飞扬。

    操作方法：用闪火法将罐具吸拔在肾俞、关元俞、腰阳关、次髎、委中、承山、腰部压痛点，留罐10~15分钟。

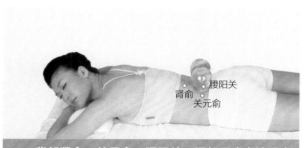

背部肾俞、关元俞、腰阳关、腰部压痛点选用大罐，留罐15分钟。

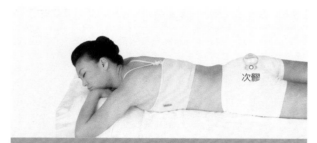

次髎选用小罐，留罐15分钟。

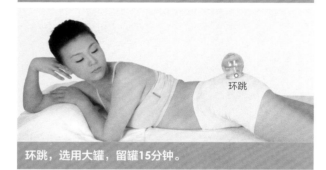

环跳，选用大罐，留罐15分钟。

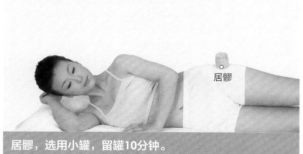

居髎，选用小罐，留罐10分钟。

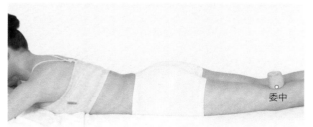

委中选用小罐，留罐10分钟。

承山、飞扬，选用小罐，留罐10分钟。

● 留罐法

选用穴位: 腰部阿是穴。

操作方法: 在患侧腰部涂上适量的按摩乳或油膏,选择大小合适的火罐,用闪火法将罐具吸拔在腰部疼痛部位,然后沿患侧腰部压痛点上下来回走罐,至局部皮肤潮红为止。

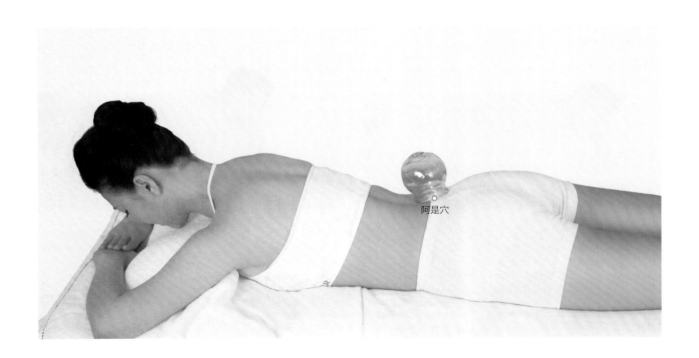

阿是穴

(三)预防调护

○ 加强锻炼,增强体质,尤其应注重腰背肌肉的锻炼,以改善肌肉的血液循环,促进新陈代谢,增强肌肉的强度和应激性,提高脊柱尤其是腰椎的稳定性、耐久性和灵活性。

○ 养成良好的生活和工作姿势,注重平时的站姿、坐姿、工作姿势以及睡眠姿势。避免长时间保持同一种姿势,应过一段时间变换一种姿势,防止腰部过度疲劳。

○ 宜睡硬板床,注意腰部保暖,必要时用腰围护腰,减少房事。

○ 腰椎结核及肿瘤患者,不宜用拔罐、刮痧治疗。应配合推拿复位、牵引等方法,治疗效果会较好。

七 | 坐骨神经痛

坐骨神经痛是指坐骨神经病变，沿坐骨神经分布的路线（即腰、臀部、大腿后、小腿后外侧和足外侧）发生疼痛的症候群。坐骨神经是支配下肢的主要神经，所以坐骨神经痛属于腰腿痛的范畴。坐骨神经痛是常见的周围神经疾病，多见于青壮年，男性多于女性。

本病多表现为一侧腰腿部阵发性或持续性疼痛，多在臀部、大腿后侧、小腿后外侧及足部发生放射性、烧灼样或针刺样疼痛，严重者痛如刀割，活动时疼痛加剧。

（一）刮痧治疗

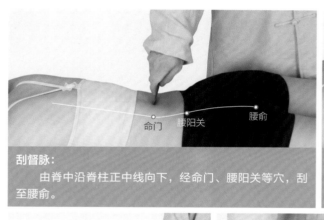

刮督脉：
由脊中沿脊柱正中线向下，经命门、腰阳关等穴，刮至腰俞。

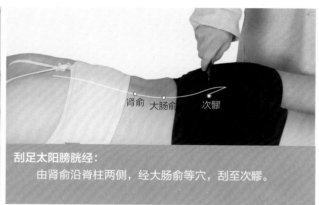

刮足太阳膀胱经：
由肾俞沿脊柱两侧，经大肠俞等穴，刮至次髎。

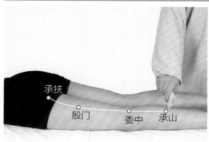

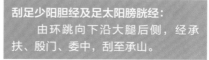

刮足少阳胆经及足太阳膀胱经：
由环跳向下沿大腿后侧，经承扶、殷门、委中，刮至承山。

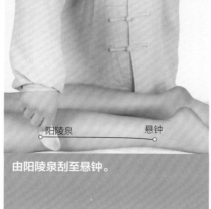

由阳陵泉刮至悬钟。

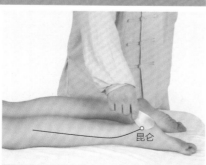

刮昆仑处。

（二）拔罐治疗

● 留罐法

选用穴位：夹脊、阿是穴、秩边、环跳、风市、阳陵泉、悬钟；夹脊、阿是穴、秩边、承扶、殷门、委中、承山、阳陵泉。

操作方法：腰臀及下肢外侧痛，选用第一组穴位；腰臀及下肢后侧痛，选用第二组穴位。采用留罐法，留罐10~15分钟。每日1次。

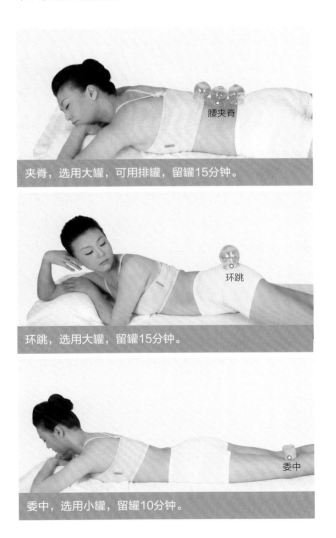

夹脊，选用大罐，可用排罐，留罐15分钟。

环跳，选用大罐，留罐15分钟。

委中，选用小罐，留罐10分钟。

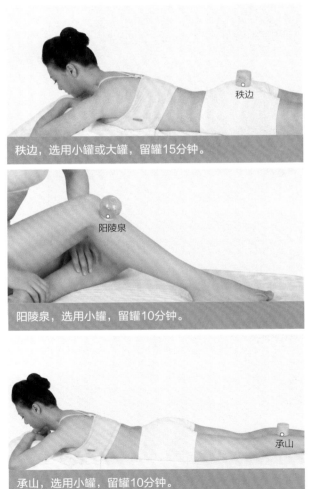

秩边，选用小罐或大罐，留罐15分钟。

阳陵泉，选用小罐，留罐10分钟。

承山，选用小罐，留罐10分钟。

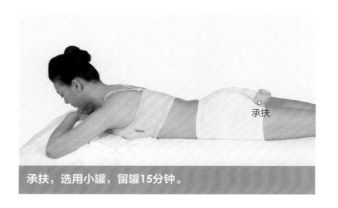

承扶，选用小罐，留罐15分钟。

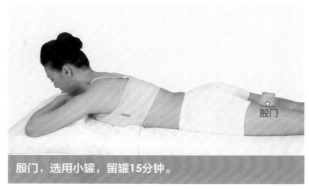

殷门，选用小罐，留罐15分钟。

● 走罐法

选用穴位：督脉（大椎至腰阳关）、足太阳膀胱经1线（靠近脊柱的线路）、疼痛区域。

操作方法：选用大小合适的罐具，在督脉和膀胱经上走罐，以皮肤潮红或皮下出现淤斑为度。每周2~3次。

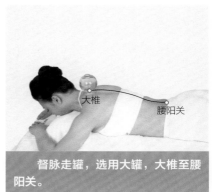

督脉走罐，选用大罐，大椎至腰阳关。

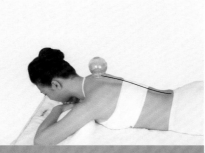

足太阳膀胱经1线走罐，选用大罐。

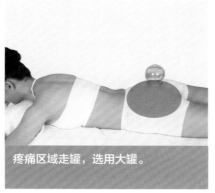

疼痛区域走罐，选用大罐。

（三）预防调护

◎ 积极预防和治疗可引起坐骨神经痛的原发病症，最常见的是腰椎间盘突出症。

◎ 改变长时间站立或静坐的习惯，要适当活动身体，不要长时间保持同一个姿势。

◎ 防止风寒湿邪侵袭，防止细菌、病毒感染。原发性坐骨神经痛是由坐骨神经出现炎症导致，多因牙齿、副鼻窦、扁桃体等感染后引起。

◎ 治疗期间患者应卧床休息，腰椎间盘突出症者须卧硬板床，注意保暖，房事有节，饮食起居有常。恢复期要进行适当的体育锻炼，以利于腰部功能恢复。

第三节 | 妇科、男科疾病

由于很多妇科、男科疾病和生殖器官密切相关，所以大部分患者都将其当作隐私，不愿意去医院就诊。妇科、男科疾病的发病率很高，如果不采取正确的方法及时治疗，病情会越发严重。刮痧、拔罐是很适宜于家庭使用的疗法，可以很好地解决患者不愿意去医院就诊的苦衷。由于经期不适宜刮痧，因此刮痧治疗月经病症，应在经期之前进行。很多妇科、男科疾病和不良的情志、心理有关，在治疗的同时，患者应积极调整心理状态，更有利于疾病的康复。

一 | 痛经

痛经是指女性在经期及其前后，出现小腹或腰部疼痛，甚至痛及腰骶的一种病症。每随月经周期而发，严重者可伴有恶心呕吐、冷汗淋漓、手足厥冷等症，给工作及生活带来较大的影响。目前临床将痛经分为原发性和继发性两种，原发性痛经多指生殖器官无明显病变者，故又称功能性痛经，多见于青春期、未婚及已婚未育者，此种痛经在正常分娩后多可缓解或消失。继发性痛经多因生殖器官发生器质性病变而引起。

★ 刮痧治疗应在月经前进行，经期禁止刮痧。

（一）刮痧治疗

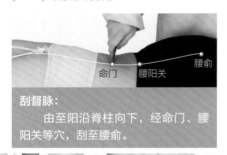

刮督脉：
由至阳沿脊柱向下，经命门、腰阳关等穴，刮至腰俞。

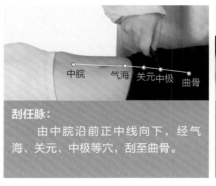

刮任脉：
由中脘沿前正中线向下，经气海、关元、中极等穴，刮至曲骨。

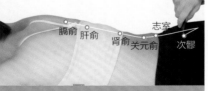

刮足太阳膀胱经：
由膈俞沿脊柱两侧向下，经肝俞、脾俞、肾俞、关元俞、志室等穴，刮至次髎。

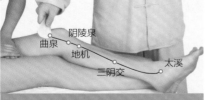

刮足三阴经：
由血海沿下肢内侧向下，经曲泉、阴陵泉、地机、三阴交等穴，刮至太溪。

（二）拔罐治疗

● 留罐法

选用穴位： 中极、归来、天枢、大椎、肝俞、肾俞、大肠俞。

操作方法： 采用留罐法，留罐10~15分钟，每日1次。

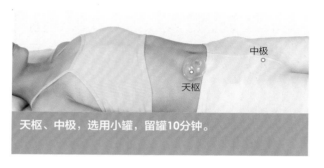

天枢、中极，选用小罐，留罐10分钟。

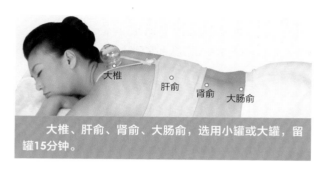

大椎、肝俞、肾俞、大肠俞，选用小罐或大罐，留罐15分钟。

● 闪罐法

选用穴位： 气海、关元、膀胱俞、中膂俞、三阴交、肾俞、关元俞。

操作方法： 先用闪火法将罐具吸拔在穴位上，然后在穴位上反复闪罐，以皮肤潮红为度，每日1次。

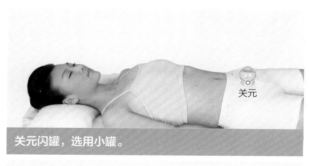

关元闪罐，选用小罐。

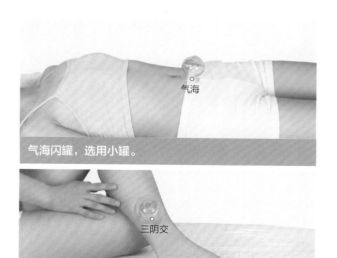

气海闪罐，选用小罐。

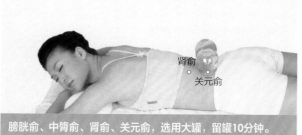

膀胱俞、中膂俞、肾俞、关元俞，选用大罐，留罐10分钟。

三阴交，选用小罐。

● 走罐法

选用穴位： 督脉的命门至腰俞，足太阳膀胱经的肾俞至次髎。

操作方法： 用走罐法，在督脉的命门至腰俞，及足

太阳膀胱经的肾俞至次髎上走罐，至皮肤出现红色淤斑为止。10次为1个疗程，经前1~3天开始治疗。

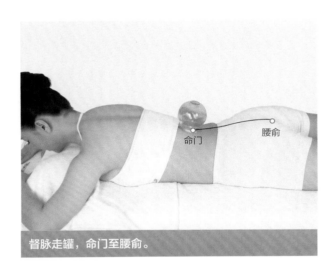

督脉走罐，命门至腰俞。

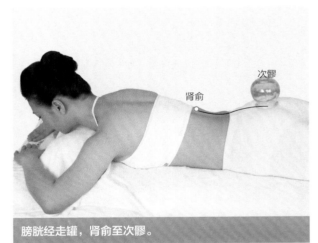

膀胱经走罐，肾俞至次髎。

（三）预防调护

◎ 保持心情舒畅，避免精神因素的刺激。从初潮时期开始，就要了解一些关于月经的卫生常识，对月经来潮这种生理现象要有正确的认识，消除对月经的恐惧、忧虑和紧张情绪。

◎ 注意经期、产后的卫生保健，保持外阴的清洁卫生。在经前或经期避免饮用冷水、游泳、涉水、淋雨，防

止寒湿之邪入侵。

◎ 饮食上要忌生冷、辛辣、油腻食物，避免暴饮暴食，以防止对胃肠道产生刺激。

◎ 注意劳逸结合，避免工作过度紧张而过度消耗体力与脑力。起居有常，生活有规律。月经期间禁行房事。

二 | 月经不调

月经不调，是指月经周期、经量、经色、经质等发生病理变化的病症，是妇科常见的疾病。其症状主要包括月经先期、月经后期、月经先后无定期、月经过多、月经过少、经期过长、经期过短等。

本病主要是由于经期忧思郁怒，导致气滞血淤、冲任失调；或因经期冒雨涉水，过食生冷，久坐、久卧湿地，感受寒冷之邪，导致寒湿凝滞胞脉；或因素体虚弱，经期劳累过度等原因导致脾肾阳虚、胞脉失养。

（一）刮痧治疗

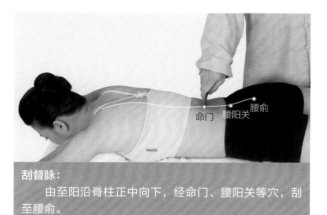

刮督脉：
由至阳沿脊柱正中向下，经命门、腰阳关等穴，刮至腰俞。

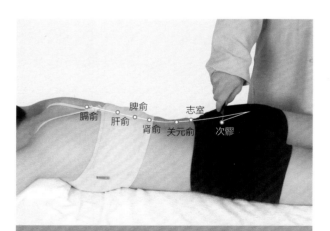

刮足太阳膀胱经：
由膈俞沿脊柱两侧向下，经肝俞、脾俞、肾俞、关元俞、志室等穴，刮至次髎。

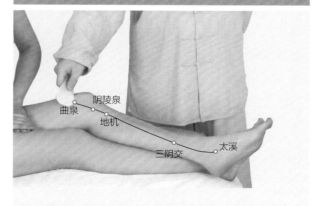

刮足三阴经：
由血海沿下肢内侧向下，经曲泉、阴陵泉、地机、三阴交等穴，刮至太溪。

（二）拔罐治疗

● 留罐法

选用穴位： 肝俞、脾俞、肾俞、气海俞、关元俞、腰阳关、命门、气海、关元、三阴交、血海、足三里。

操作方法： 每次选取5~6个穴位，交替使用，采用留罐法，留罐10~15分钟。每日1次。

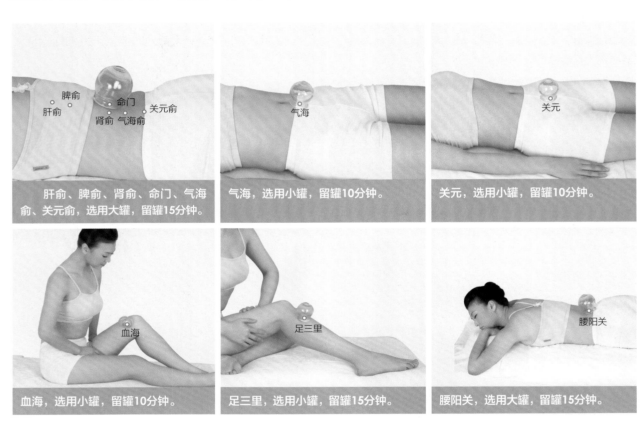

肝俞、脾俞、肾俞、命门、气海俞、关元俞，选用大罐，留罐15分钟。

气海，选用小罐，留罐10分钟。

关元，选用小罐，留罐10分钟。

血海，选用小罐，留罐10分钟。

足三里，选用小罐，留罐15分钟。

腰阳关，选用大罐，留罐15分钟。

（三）预防调护

◎ 保持心情愉悦，尽量控制剧烈的情绪波动，避免强烈的精神刺激。

◎ 平时注意个人卫生，经期加强保暖，不要喝冷水，以防止寒邪侵袭；注意休息，减少疲劳，加强营养；平时适当锻炼，增强体质；平时要防止房劳过度，经期绝对禁止性生活。

◎ 经期要注意饮食调理，经前和经期忌食生冷寒凉之品，不宜食用辛辣香燥之物。

三 | 闭经

女性年龄超过18周岁，月经尚未来潮，或已形成月经周期，非怀孕而中断3个月以上，称为闭经。现代医学将闭经分为原发性和继发性两种。凡年过18岁仍未月经来潮者称为原发性闭经；在月经初潮以后，正常绝经以前的任何时间内（妊娠或哺乳期除外），月经停止超过3个月以上者称为继发性闭经。妊娠期、哺乳期和绝经期以后的停经，均为生理现象，不属于闭经。先天性无子宫、无卵巢、无阴道或处女膜闭锁等器质性病变所引起的闭经，非拔罐、刮痧所能治疗，不在本篇范围内。

（一）刮痧治疗

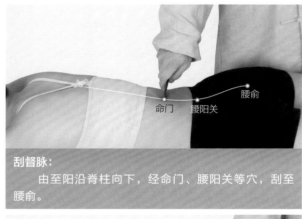

刮督脉：
　　由至阳沿脊柱向下，经命门、腰阳关等穴，刮至腰俞。

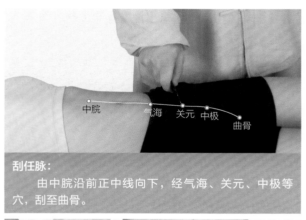

刮任脉：
　　由中脘沿前正中线向下，经气海、关元、中极等穴，刮至曲骨。

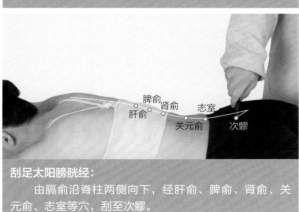

刮足太阳膀胱经：
　　由膈俞沿脊柱两侧向下，经肝俞、脾俞、肾俞、关元俞、志室等穴，刮至次髎。

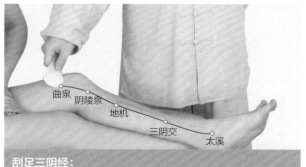

刮足三阴经：
　　由血海沿下肢内侧向下，经曲泉、阴陵泉、地机、三阴交等穴，刮至太溪。

（二）拔罐治疗

● 留罐法

选用穴位： 关元、气海、归来、中极、肾俞、腰阳关。

操作方法： 采用留罐法，留罐15分钟左右，每日1次。

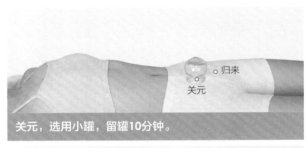

关元，选用小罐，留罐10分钟。

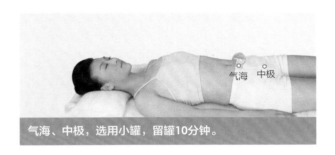

气海、中极，选用小罐，留罐10分钟。

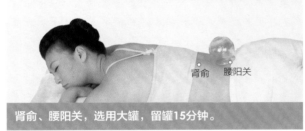

肾俞、腰阳关，选用大罐，留罐15分钟。

● 留罐法 + 走罐法

选用穴位： 气海、足三里、阴陵泉、胃俞、脾俞、丰隆、命门。

操作方法： 先在气海、足三里、阴陵泉、丰隆上使用留罐法，留罐10~15分钟，然后在胃俞、脾俞、命门上使用走罐法，至皮肤潮红为止。每日1次，5次为1个疗程。

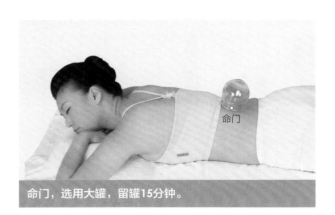

命门，选用大罐，留罐15分钟。

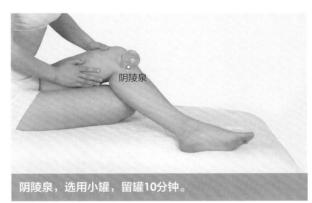

阴陵泉，选用小罐，留罐10分钟。

四 | 带下病

带下病是指女性阴道分泌物增多，连绵不断，呈白色或浅黄色或混有血液，质地黏稠，如涕如脓，气味腥臭。根据带下的颜色不同，可分为白带、黄带、赤带、黑带、青带等。带下病是妇科常见的一种疾病，常伴有头晕、四肢无力、心烦、口干、腰酸、小腹坠胀疼痛等症状。现代医学认为阴道炎、宫颈炎、盆腔炎等均可引起带下病。

（一）刮痧治疗

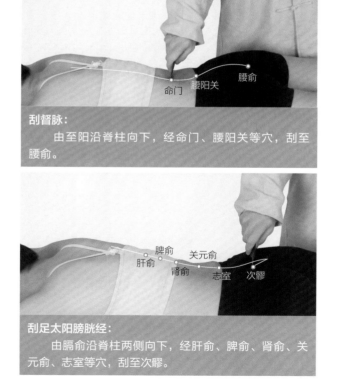

刮督脉：
　　由至阳沿脊柱向下，经命门、腰阳关等穴，刮至腰俞。

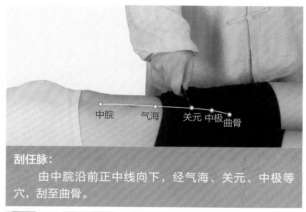

刮任脉：
　　由中脘沿前正中线向下，经气海、关元、中极等穴，刮至曲骨。

刮足太阳膀胱经：
　　由膈俞沿脊柱两侧向下，经肝俞、脾俞、肾俞、关元俞、志室等穴，刮至次髎。

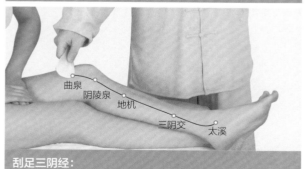

刮足三阴经：
　　由血海沿下肢内侧向下，经曲泉、阴陵泉、地机、三阴交等穴，刮至太溪。

（二）拔罐治疗

● 留罐法

　　选用穴位：气海、中极、关元、气海、三阴交、血海。

　　操作方法：采用留罐法，留罐10~15分钟，每日1次。

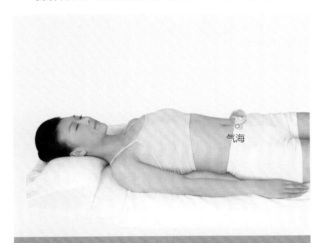

气海，选用小罐，留罐15分钟。

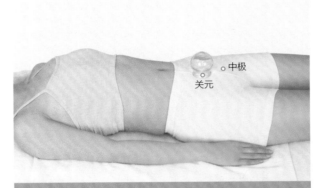

关元、中极，选用小罐，留罐10分钟。

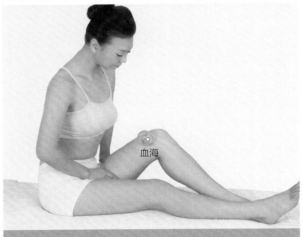

血海，选用小罐，留罐10分钟。

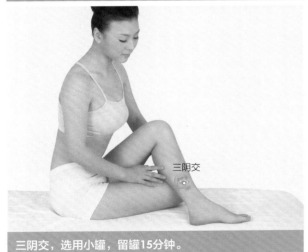

三阴交，选用小罐，留罐15分钟。

● 走罐法

选用穴位：八髎穴、督脉（大椎至腰阳关）、足太阳膀胱经第1线（肝俞至小肠俞）。

操作方法：选用大小合适的罐具，在骶部八髎穴、

督脉、足太阳膀胱经上走罐，每条线走罐5~7遍，隔日1次。

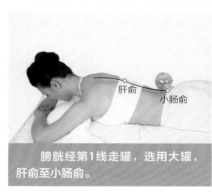
膀胱经第1线走罐，选用大罐，肝俞至小肠俞。

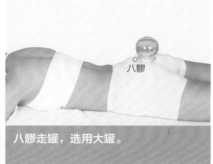
八髎走罐，选用大罐。

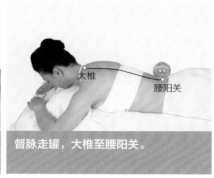
督脉走罐，大椎至腰阳关。

● 闪罐法

选用穴位：肾俞、肝俞、小肠俞、命门。

操作方法：选择大小合适的罐具，在穴位上连续闪罐，至皮肤潮红为止，每日1次。

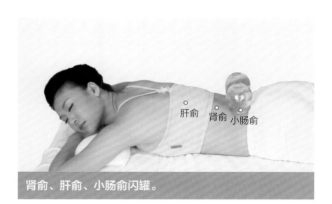
肾俞、肝俞、小肠俞闪罐。

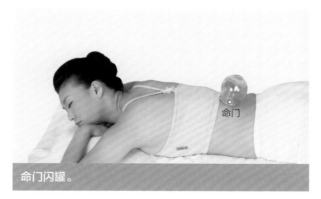
命门闪罐。

（三）预防调护

◎ 平时注意外阴清洁，经常用温开水清洗外阴。

◎ 注意经期卫生，勤换卫生巾和内裤，以免细菌滋生。经期禁行房事。

◎ 避免精神忧虑、烦恼，积极治疗阴道炎、盆腔炎等原发性病症。

◎ 饮食宜清淡，加强营养，忌食生冷、油腻及辛辣食物。

五 | 产后缺乳

产后缺乳是指产后乳汁分泌很少，不能满足婴儿需求，也称"乳少"。现代医学认为，产后缺乳与孕前、孕期乳腺发育不良，或分娩时出血过多、喂乳方法不正确、过度疲劳、恐惧、不愉快等因素有关。

（一）刮痧治疗

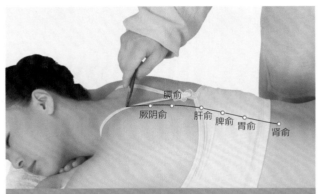

刮足太阳膀胱经：
由厥阴俞沿脊柱两侧向下，经膈俞、肝俞、脾俞、胃俞等穴，刮至肾俞。

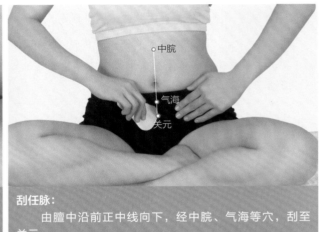

刮任脉：
由膻中沿前正中线向下，经中脘、气海等穴，刮至关元。

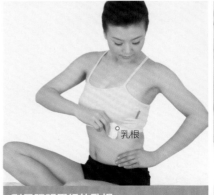

刮足阳明胃经的乳根。

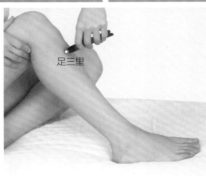

刮足阳明胃经的足三里。

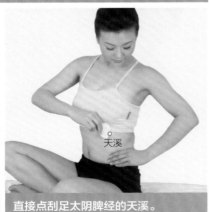

直接点刮足太阴脾经的天溪。

（二）拔罐治疗

● 留罐法

选用穴位： 肝俞、脾俞、胃俞、肩井、膻中、乳根、中脘、关元、内关、曲池、合谷。

操作方法： 采用留罐法，留罐10~15分钟，每日1次。

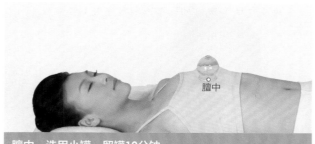

膻中，选用小罐，留罐10分钟。

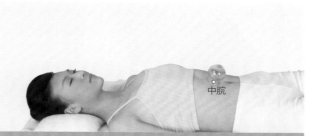

中脘，选用小罐，留罐15分钟。

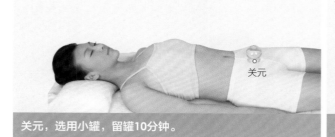

关元，选用小罐，留罐10分钟。

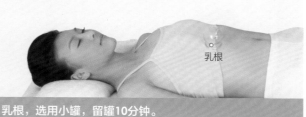

乳根，选用小罐，留罐10分钟。

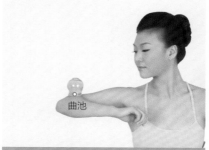

曲池、合谷，选用小罐，留罐10分钟。

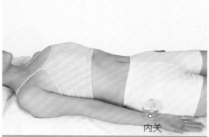

内关，选用小罐，留罐10分钟。

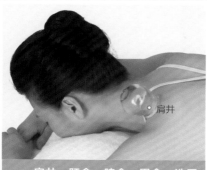

肩井、肝俞、脾俞、胃俞，选用小罐或大罐，留罐15分钟。

● 艾灸拔罐法

选用穴位： 肩井、心俞、脾俞、膻中、足三里。

操作方法： 先点燃艾条，温灸各穴15分钟，以皮肤

有温热感及人体感觉舒适为宜，然后在穴位上拔火罐，留罐10~15分钟，每日1次，3次为1个疗程。

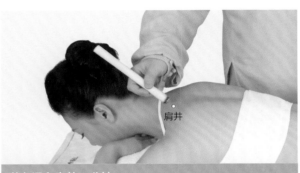

艾条温灸肩井15分钟。

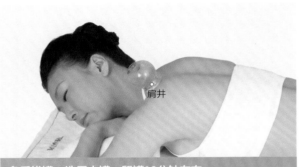

灸后拔罐，选用小罐，留罐10分钟左右。

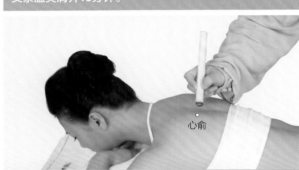

艾条温灸心俞15分钟。

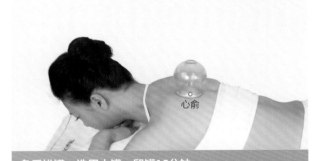

灸后拔罐，选用大罐，留罐15分钟。

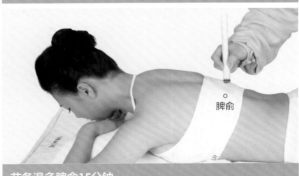

艾条温灸脾俞15分钟。

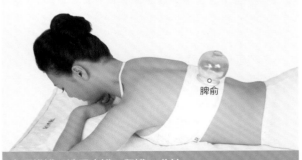

灸后拔罐，选用大罐，留罐15分钟。

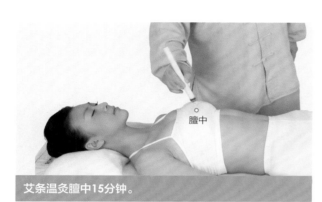

艾条温灸膻中15分钟。

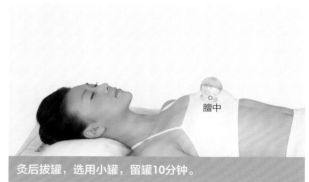

灸后拔罐，选用小罐，留罐10分钟。

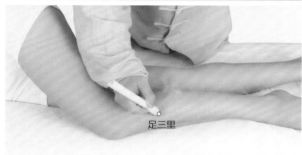

艾条温灸足三里15分钟。

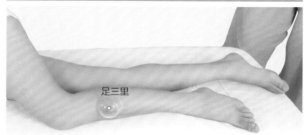

灸后拔罐，选用小罐，留罐10分钟。

（三）预防调护

○ 产前不要过度劳累，产后不要过早操劳。

○ 禁服某些药物，如阿托品、红霉素、四环素、水杨酸盐、碘化物、溴化物、碘胺类、苯巴比妥类等。

○ 注意乳房卫生，保持心情舒畅，避免精神刺激。

○ 在饮食方面要多食易消化、营养丰富和含钙较多的食物，如鱼、肝、骨头汤、牛奶、羊奶等，可食用猪蹄、鲫鱼汤等补品。不能吃刺激性食物，如五香料、煎炸、辛辣等食物。

○ 养成定时哺乳的习惯，定时让婴儿吸乳，建立吮吸反射。

六 更年期综合征

更年期综合征，是指妇女在45~55岁的年龄段，由于卵巢功能的退行性改变，月经逐渐停止来潮，进入绝经期所出现的一系列内分泌失调和自主神经功能紊乱的症候群。更年期综合征的主要表现为经行紊乱、面部潮红、易出汗、烦躁易怒、精神疲倦、头晕耳鸣、心悸失眠，甚至情志异常，有时还伴有尿频、尿急、食欲不振等，可持续2~3年之久。在中医里，本病属于"绝经前后诸症"的范畴。中医认为，本病是由于肾虚不能濡养和温煦其他脏腑引起，主要有肾阴虚和肾阳虚两方面原因。

（一）刮痧治疗

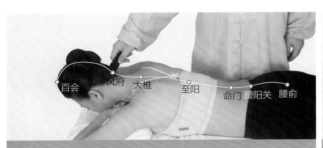

刮督脉：
由头顶部百会沿后正中线向下，经风府、大椎、至阳、命门、腰阳关等穴，刮至腰俞。

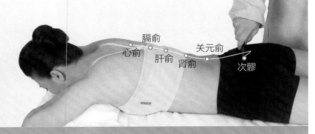

刮足太阳膀胱经：
由厥阴俞沿脊柱两侧向下，经心俞、膈俞、肝俞、肾俞、关元俞等穴，刮至次髎。

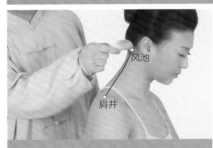

刮足少阳胆经：
由风池经颈部刮至肩井。

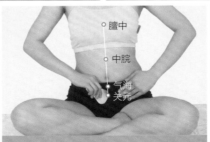

刮任脉：
由膻中沿前正中线向下，经中脘、气海等穴，刮至关元。

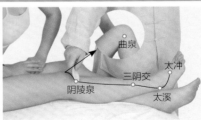

刮足三阴经：
由曲泉、阴陵泉起，沿小腿内侧向下，经三阴交、太溪等穴，刮至太冲。

（二）拔罐治疗

● 留罐法

选用穴位： 肺俞、心俞、厥阴俞、膈俞、肝俞、脾俞、肾俞、大肠俞、关元俞、命门、关元、气海、中脘、三阴交、血海。

操作方法： 采用留罐法，每次选用6~7个穴位，交替使用，留罐10~15分钟，每日1次。

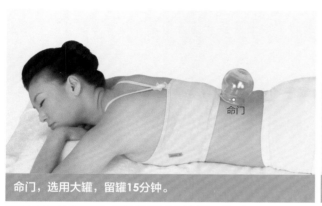

命门，选用大罐，留罐15分钟。

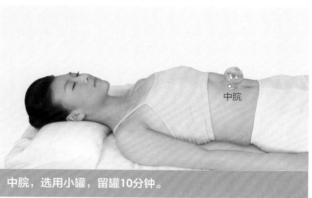

中脘，选用小罐，留罐10分钟。

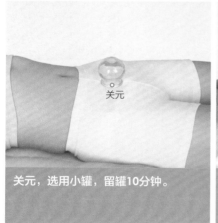

关元，选用小罐，留罐10分钟。

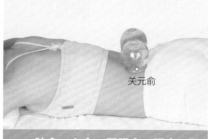

肺俞、心俞、厥阴俞、膈俞、肝俞、脾俞、肾俞、大肠俞、关元俞，选用大罐，留罐15分钟。

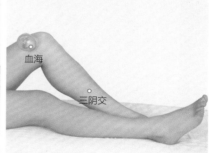

血海、三阴交，选用小罐，留罐10分钟。

● 走罐法 + 留罐法

选用穴位：督脉、膀胱经。

操作方法：先在督脉和膀胱经上走罐，至皮肤潮红为止，然后在肾俞、脾俞、心俞上留罐10~15分钟。每日1次。

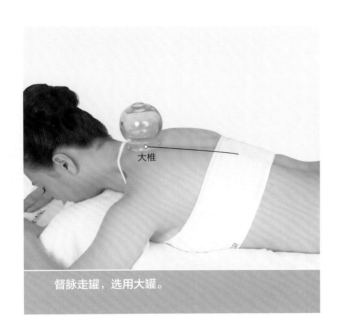

督脉走罐，选用大罐。

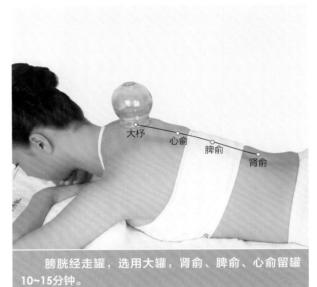

膀胱经走罐，选用大罐，肾俞、脾俞、心俞留罐10~15分钟。

（三）预防调护

○ 更年期是一个正常的生理过程，要解除思想顾虑，端正态度，以乐观、积极的心态看待更年期，而不要有任何恐惧和忧虑。

○ 加强营养，多做户外运动。更年期是身体功能减退的一个标志，所以必须多补充营养食品，多吃富含天然雌激素的食物，比如大豆、豆荚、坚果、茴香、芹菜和亚麻籽油等。

○ 在使用拔罐、刮痧治疗本病的同时，要注意心理治疗。若患者精神明显有异常，可配合中西医药物对症治疗。

七 | 遗精

遗精，是指不性交而精液自行外泄的现象。中医将遗精分为梦遗和滑精两种。在睡梦中遗精者，称为"梦遗"；无梦而遗，甚至清醒时精液自行滑出者，称为"滑精"。遗精有生理性和病理性之分，本篇讨论的是病理性遗精。中医认为，肾藏精，宜封固不宜外泄；劳心太过，郁怒伤肝，恣情纵欲，嗜食醇酒厚味，均可影响肾的封藏而引起遗精。

病理性遗精多见于中老年或身体先天不足者。患者多面色无华、身体疲倦，平时大量吸烟、饮酒无度、过食肥甘、常有自慰或房事过度或色欲不遂。本病主要表现为遗精次数频繁，有的入夜即遗，或清醒时精液自出；精液量少而清稀；遗精时阴茎勃起不坚，或根本不能勃起；遗精后出现精神疲惫、腰膝酸软、耳鸣头晕、身体乏力等症状。

（一）刮痧治疗

1 刮督脉：
由百会沿脊柱正中向下，经风府、大椎、至阳、命门、腰阳关等穴，刮至腰俞。

2 刮足太阳膀胱经：
由心俞沿脊柱两侧向下，经膈俞、肝俞、脾俞、肾俞、关元俞、志室，刮至次髎。

3 刮任脉：
由气海经关元、中极等穴，刮至曲骨。

4 刮足少阴肾经：
由三阴交沿小腿内侧向下，经复溜、太溪等穴，刮至涌泉。

4 刮至涌泉。

5 刮手少阴心经：
由少海沿前臂内侧，经通里，刮至神门。

（二）拔罐治疗

● 留罐法

选用穴位： 关元、气海、三阴交。

1 气海、关元，选用小罐，留罐10分钟。

2 三阴交，选用小罐，留罐15分钟。

（三）预防调护

○ 养成良好的生活习惯，坚持体育锻炼，加强饮食营养，劳逸适度，戒除手淫等不良习惯，忌烟酒。

○ 在刮痧、拔罐治疗的同时，患者本人应该调节情志，消除紧张心理，清心寡欲，节制性生活。

○ 由某些器质性病变引起的遗精，应积极治疗原发病症。

八 | 阳痿

　　阳痿，是指男性未到性功能衰退时期，而出现阴茎不能勃起，或勃起不坚，不能进行正常性生活的一种病症，常伴有头晕、目眩、精神萎靡、心烦、腰膝酸软等症状。

　　现代医学认为，阳痿之类的性功能障碍疾病90%以上是由心理因素引起的。如心理障碍，担心性交失败，或由其他原因造成的恐惧心理，过于自我克制、压抑，或因忧虑而体外排精造成性交中断等，均可造成性功能减退。

　　另外，早婚纵欲，或年少误犯手淫而伤肾气，或因惊恐伤肾，或长期饮酒、过量吸烟，还有一些器质性的疾病，如生殖器畸形、睾丸疾病等，也可引起阳痿。

（一）刮痧治疗

1 刮督脉：
　　由百会沿脊柱正中向下，经大椎、至阳、命门、腰阳关等穴，刮至腰俞。

2 刮足太阳膀胱经：
　　由心俞沿脊柱两侧向下，经膈俞、肝俞、脾俞、肾俞、志室、关元俞，刮至次髎。

3 刮任脉：
　　由气海起，经关元、中极等穴，刮至曲骨。

4 刮足少阴肾经：
　　由三阴交起，沿小腿内侧向下，经复溜、太溪等穴，刮至涌泉。

5
　　刮至涌泉。

6 刮手少阴心经：
　　由少海起沿前臂内侧经通里，刮至神门。

（二）拔罐治疗

● 留罐法

选用穴位： 心俞、肝俞、脾俞、肾俞、次髎、关元、大赫、曲泉、三阴交、复溜。

操作方法： 采用留罐法，留罐10~15分钟，每日1次，10次为1个疗程。

1 心俞、肝俞、脾俞、肾俞、次髎，选用大罐，留罐15分钟。

2 关元、曲泉，选用小罐，留罐10分钟。

3 大赫，选用小罐，留罐10分钟。

4 三阴交，选用小罐，留罐10分钟。

5 复溜，选用小罐，留罐10分钟。

（三）预防调护

- 注意婚前性教育和性指导，掌握一些性生活的常识，了解和掌握正常的性交方法和性交过程。
- 不要酒后性交。尤其是大量饮用烈性酒后，反而会导致阴茎勃起不坚或早泄，妨碍性生活和谐。
- 协调好家庭关系以及夫妻关系，保持心情舒畅，努力营造温馨、良好的家庭氛围和幽静的性生活环境。
- 性生活要有规律，加强体育锻炼，如散步、练气功等均有益于自我身心健康和精神调节。
- 偶然出现早泄或阳痿，女方应安慰、谅解、关怀男方，温柔体贴地帮助男方克服恐惧、紧张、内疚心理，切忌埋怨、责怪男方。

九 前列腺疾病

前列腺疾病包括急慢性前列腺炎和前列腺增生等，是男性泌尿生殖系统的常见疾病。急慢性前列腺炎多见于中壮年男性，前列腺增生则多见于老年男性。本病属于中医的"淋病""精浊""癃闭"等范畴。

引起前列腺疾病的主要原因有房劳过度，忍精不射，精室不能闭藏；手淫成习，肾阳亏损；熬夜过多，素体阴虚，以致肾阴不足、阴虚火旺。

（一）刮痧治疗

1 刮督脉：
由百会沿脊柱正中向下，经大椎、至阳、命门、腰阳关等穴，刮至腰俞。

2 刮任脉：
由气海起经关元、中极等穴，刮至曲骨。

3 刮足太阳膀胱经：
由心俞起，沿脊柱两侧向下，经膈俞、肝俞、脾俞、肾俞、志室、关元俞，刮至次髎。

4 刮足三阴经：
由膝盖内侧的阴陵泉起，沿小腿内侧向下，经三阴交、复溜等穴，刮至太溪。

（二）拔罐治疗

● 留罐法

选用穴位： 肾俞、膀胱俞、关元、中极、阴陵泉、三阴交、太溪、太冲；肾俞、膀胱俞、气海、中极、足三里、血海、阴陵泉、三阴交、太溪。

操作方法： 前列腺炎选用第一组穴位，前列腺增生选用第二组穴位。采用留罐法，留罐10~15分钟，每日1次。

1 肾俞、膀胱俞，选用大罐，留罐15分钟。

2 关元、中极、气海，选用小罐，留罐10分钟。

3 血海，选用小罐，留罐10分钟。

4 足三里，选用小罐，留罐10分钟。

5 阴陵泉，选用小罐，留罐10分钟。

6 三阴交、太溪、太冲，选用小罐，留罐10分钟。

（三）预防调护

◎ 饮食有节，忌过食肥甘厚味、辛辣刺激之品，多吃蔬菜、水果，以保持大便通畅。

◎ 起居有规律，性生活要有节制，避免房事过度和忍精不射。

◎ 调节情志，保持心情愉悦。加强锻炼，坚持中速步行。骑车时间不要过长，不要久坐。

◎ 注意保持会阴部清洁，勤换内裤，以免皮肤和尿路感染。不要憋尿。

皮肤科疾病

第四节

在使用刮痧、拔罐疗法治疗皮肤科疾病的前后，操作者要特别注意对自己双手、工具的消毒，以防止患部感染，或者将皮肤病传染给他人。由于很多皮肤病会导致皮肤破损，因此在使用刮痧和拔罐时力度不能太大，防止加大皮肤破损。刮痧、拔罐治疗皮肤病有一个很大的特点，就是选取阿是穴以及皮肤上的阳性点作为施术部位。阿是穴就是皮肤病所引起的身体上的疼痛点，而皮肤阳性点就是皮肤上出现的斑丘疹等皮损部位，一般选用最先出现或者最严重的皮损部位。

一 荨麻疹

荨麻疹又叫"风疹""瘾疹""风疹块"等，是一种常见的皮肤过敏性疾病，常因食物、药物、生物制品、病灶感染、精神因素、肠道寄生虫、外界冷热等刺激引起。临床主要表现为大小不等、形状各异的鲜红色或苍白色的局限性风团，伴有瘙痒或灼热感。患者可有恶心、呕吐、胸闷、心悸、腹痛等症状，少数伴有发热、关节肿胀、低血压、休克、喉头水肿等症状。

本病特点为骤然发生，成批出现，数小时后又迅速消退，消退后不留痕迹。可分为急性和慢性两种，急性荨麻疹经数日或数周消退，病程在1个月以内，原因较易查明，除去病因后迅速消退；慢性荨麻疹病程超过1个月，可反复发作，经年累月不愈，原因多不明确。

（一）刮痧治疗

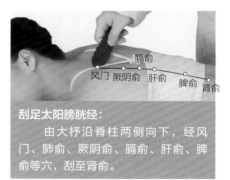

刮足太阳膀胱经：
由大杼沿脊柱两侧向下，经风门、肺俞、厥阴俞、膈俞、肝俞、脾俞等穴，刮至肾俞。

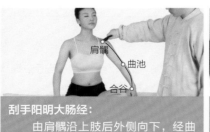

刮手阳明大肠经：
由肩髃沿上肢后外侧向下，经曲池，刮至合谷。

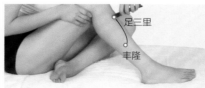

刮足阳明胃经：
由足三里起，沿小腿外侧刮至丰隆。

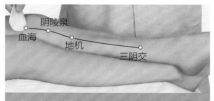

刮足太阴脾经：
由血海起，沿小腿内侧经阴陵泉、地机等穴，刮至三阴交。

（二）拔罐治疗

● 留罐法

选用穴位： 大椎、曲池、血海、风池、三阴交、委中。

操作方法： 采用留罐法，留罐15分钟左右，每日1次。

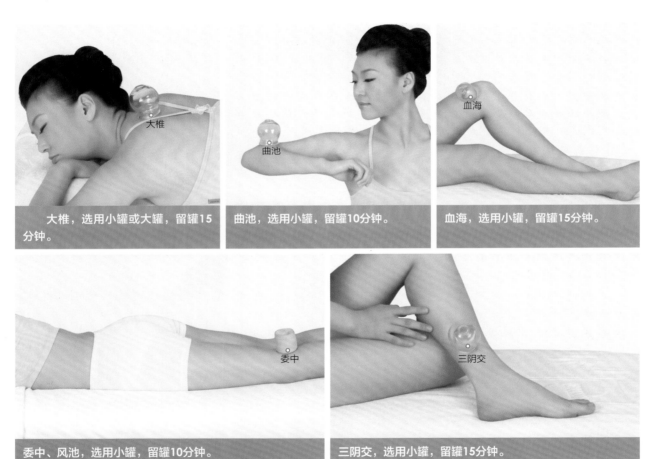

大椎，选用小罐或大罐，留罐15分钟。

曲池，选用小罐，留罐10分钟。

血海，选用小罐，留罐15分钟。

委中、风池，选用小罐，留罐10分钟。

三阴交，选用小罐，留罐15分钟。

● 走罐法

　　选用穴位： 足太阳膀胱经的大杼至膀胱俞，督脉的大椎至腰俞，荨麻疹局部。

　　操作方法： 在背部涂上适量的润滑油，用闪火法将罐具吸拔在背部，沿膀胱经的大杼至膀胱俞和督脉的大椎至腰俞来回走罐，至皮肤出现明显的淤斑为止。每周治疗1~2次，8次为1个疗程。

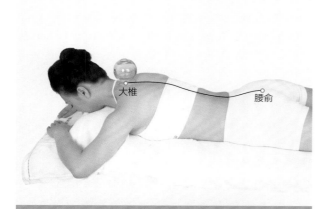

督脉走罐，大椎至腰俞。

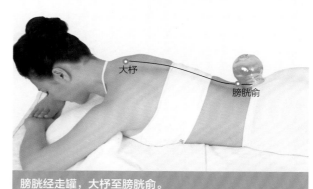

膀胱经走罐，大杼至膀胱俞。

（三）预防调护

◎ 患者应尽量查清自己对何种物质过敏，并避免接触这些致敏原。

◎ 对寒冷、日晒过敏者应采取防护措施，避免寒冷、日晒对皮肤的刺激。

◎ 慢性荨麻疹反复发作者，应查明病因并积极治疗原发病。

◎ 饮食宜清淡，忌食鱼、虾、螃蟹等发物，可多食蔬菜。便秘者应注意保持大便通畅。

二 | 痤疮

痤疮，又称"粉刺"，是由于毛囊及皮脂腺阻塞、发炎所引发的一种慢性炎症性皮肤病。本病多发于面部，也可出现在上胸和肩背等处，常见于青春期的男女，故又称为"青春痘"。主要表现为白头粉刺、黑头粉刺、炎性丘疹、脓疱、结节、囊肿等，可挤出白色碎米样粉汁。

中医认为，本病常由肺经风热阻于肌肤所致；或因过食肥甘、油腻、辛辣食物，脾胃蕴热，湿热内生，熏蒸于面而成；或因青春之体，血气方刚，阳热上升，与风寒相搏，郁阻肌肤所致。

现代医学认为，本病是由于青春期性腺成熟，雄性激素分泌增加，皮脂腺代谢旺盛，排泄增多，过多的皮脂堵塞毛囊口，引发细菌感染所致。另外，与过食脂肪、糖类，消化不良及休息欠佳等因素有关。

（一）刮痧治疗

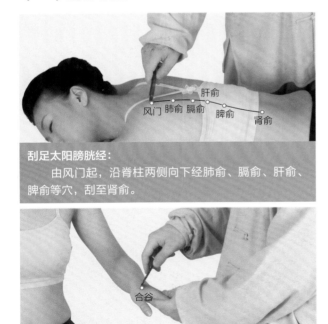

刮足太阳膀胱经：
由风门起，沿脊柱两侧向下经肺俞、膈俞、肝俞、脾俞等穴，刮至肾俞。

刮至合谷处。

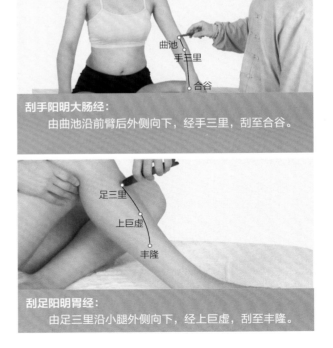

刮手阳明大肠经：
由曲池沿前臂后外侧向下，经手三里，刮至合谷。

刮足阳明胃经：
由足三里沿小腿外侧向下，经上巨虚，刮至丰隆。

（二）拔罐治疗

● 留罐法

选用穴位： 肝俞、脾俞、胃俞、肩井、膻中、乳根、中脘、关元、内关、曲池、合谷。

操作方法： 采用留罐法，留罐10~15分钟，每日1次。

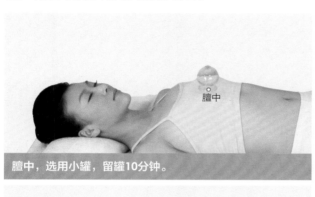

膻中，选用小罐，留罐10分钟。

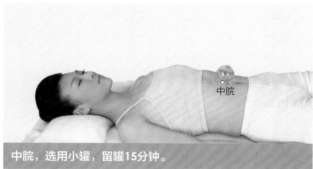

中脘，选用小罐，留罐15分钟。

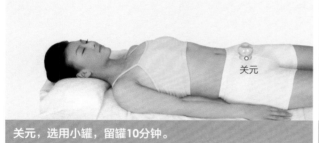

关元，选用小罐，留罐10分钟。

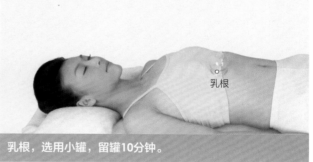

乳根，选用小罐，留罐10分钟。

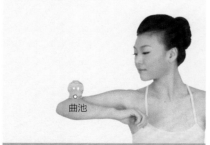

曲池、合谷，选用小罐，留罐10分钟。

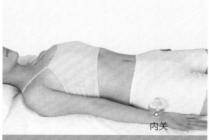

内关，选用小罐，留罐10分钟。

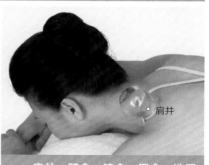

肩井、肝俞、脾俞、胃俞，选用小罐或大罐，留罐15分钟。

● 走罐法

选用穴位：足太阳膀胱经的大杼至膀胱俞，督脉的大椎至腰俞。

操作方法：选取大小合适的罐具，吸拔在背部，然后在膀胱经和督脉上走罐，至皮肤出现淤斑为止。每周治疗1~2次。

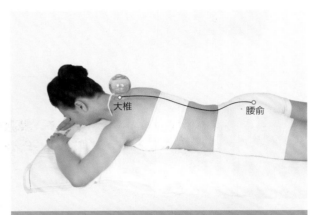

督脉走罐，选用大罐，大椎至腰俞。

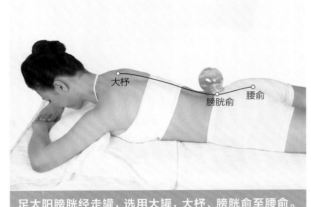

足太阳膀胱经走罐，选用大罐，大杼、膀胱俞至腰俞。

（三）预防调护

◎ 心情舒畅。保持精神愉悦，尽量减少生气、郁怒等不良情绪，防止精神压力过大，避免强烈的精神刺激。

◎ 生活规律。保证按时作息，避免熬夜，保证充足的睡眠。坚持体育锻炼，多活动身体。

◎ 饮食有节。忌暴饮暴食，尽量减少食用辛辣刺激性及高热量、高糖、高脂肪类食物。多饮水，多吃蔬菜水果，以保持大便通畅。

◎ 保持皮肤清洁。皮脂腺分泌过多的人，洗脸应使用温水、中性香皂，每天洗2~3次，不要用碱性强的香皂和油性大的洗面乳。尽量不使用油膏类护肤品，以免阻塞毛囊孔。

◎ 痤疮局部禁挤压。挤压会扩大和加深感染，加重病情。尽量减少用手触摸，以防止感染。

第五节 | 五官科疾病

在治疗五官科疾病时，大多会选取头面部的穴位来刮痧、拔罐。因此在操作时应特别注意，一是要选用大小合适的工具，特别是罐具，最好选用磨掉底部的小型西林瓶（装青霉素粉剂的小瓶子，比较适合在头面部的穴位使用）；二是刮痧、拔罐的手法要轻柔，防止皮肤破损，也不适宜留下较重的痧痕或罐斑。

一 | 耳鸣、耳聋

耳鸣、耳聋是听觉异常的症状。耳鸣是指自觉耳内鸣响，耳聋是指听力减退或听觉丧失，耳鸣常常是耳聋的先兆，两者常常同时出现，故合并论述。中医认为耳鸣、耳聋的病因主要有三方面：一是暴怒伤肝，肝胆之火循少阳经上扰清窍；二是过食醇酒、肥甘厚味，湿热蕴聚成痰，循少阳经上蒙耳窍；三是肾精亏虚，肾开窍于耳，精气不能上达于耳。

现代医学认为，耳鸣可分为传导性耳鸣和神经性耳鸣，传导性耳鸣是由耳道耵聍、鼓膜内陷以及中耳腔积液引起；神经性耳鸣可由紧张、疲劳、血压变化、脑血管疾病引起，也可能是听神经炎、药物中毒以及噪声刺激等引起。

（一）刮痧治疗

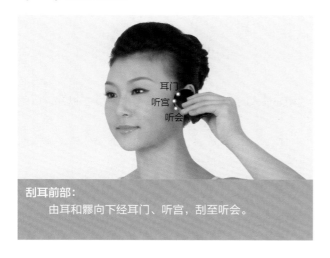

刮耳前部：
由耳和髎向下经耳门、听宫，刮至听会。

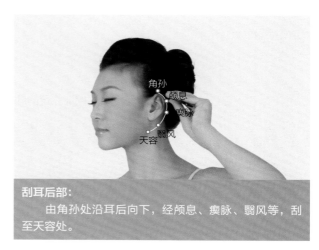

刮耳后部：
由角孙处沿耳后向下，经颅息、瘈脉、翳风等，刮至天容处。

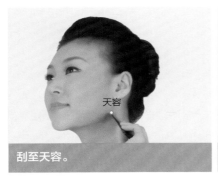
刮至天容。

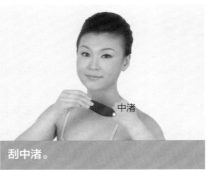
刮中渚。

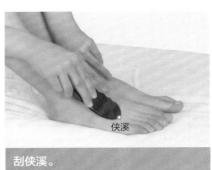
刮侠溪。

（二）拔罐治疗

● 走罐法

选用穴位： 足太阳膀胱经的大杼至膀胱俞，督脉的大椎至腰俞。

操作方法： 在足太阳膀胱经和督脉上走罐，至皮肤出现红色淤斑。每周治疗2次，5次为1个疗程。

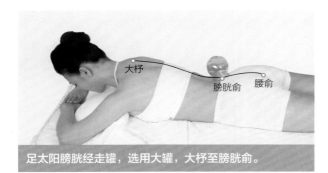
足太阳膀胱经走罐，选用大罐，大杼至膀胱俞。

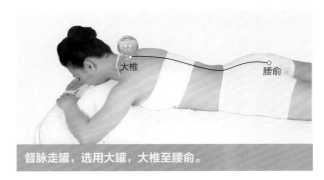
督脉走罐，选用大罐，大椎至腰俞。

（三）预防调护

◎ 避免处于强烈的噪声环境中，可佩戴防护耳罩、耳塞以保护听力。禁止长时间、大音量使用耳机。

◎ 保持心情舒畅，避免长时间处于精神高度紧张和身体疲劳的状态，调整好生活和工作节奏，使情绪放松。

◎ 慎用具有耳毒性的药物，如氨基糖苷类的链霉素、庆大霉素和卡那霉素等。

◎ 香烟、咖啡和酒精可诱发和加重耳鸣、耳聋，应尽量避免吸烟、喝咖啡以及喝酒。不要食用过多的甜食和辛辣刺激性食品。

◎ 坚持锻炼身体，每天做一些耳、眼器官的保健操。老年人应积极防治高血压、高脂血症、骨关节病、内分泌疾病等可引起耳鸣、耳聋的病症。

二 | 牙痛

牙痛是口腔疾病中常见的症状，常见于各种牙齿疾病和牙周疾病，如龋齿、牙髓炎、牙周炎等。本病的主要症状有牙齿疼痛、咀嚼困难、遇冷热酸甜疼痛加重。

中医学认为，手足阳明经分别入上下齿，大肠、胃腑有热，或风邪外袭经络，郁于阳明经而化火，火循经上炎而引起牙痛；肾主骨，齿为骨之余，肾阴不足，虚火上炎也可引起牙痛；多食甘酸，口腔不洁，牙垢侵蚀牙齿，也可引起疼痛。

（一）刮痧治疗

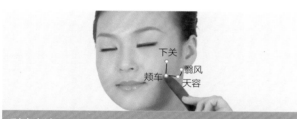

刮痧方法：
由下关处向下经颊车，再向前刮至承浆处；由翳风刮至天容处。

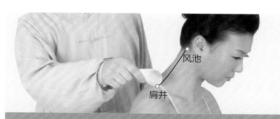

刮足少阳胆经：
由风池沿颈部刮至肩部的肩井。

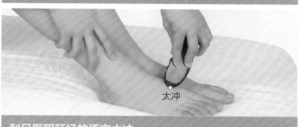

刮足厥阴肝经的原穴太冲。

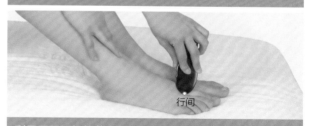

刮足厥阴肝经的荥穴行间。

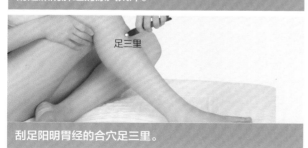

刮足阳明胃经的合穴足三里。

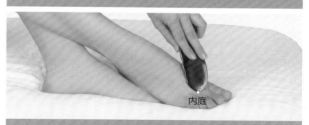

刮足阳明胃经的荥穴内庭。

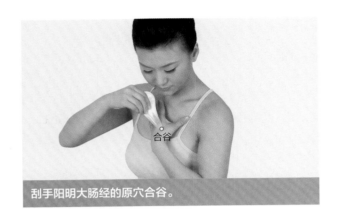

刮手阳明大肠经的原穴合谷。

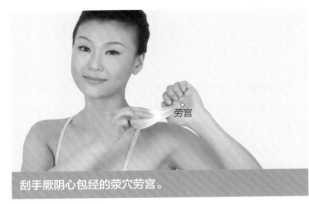

刮手厥阴心包经的荥穴劳宫。

（二）拔罐治疗

● 留罐法

选用穴位：下关、大椎。

操作方法：采用留罐法，留罐10~15分钟，每日1次。

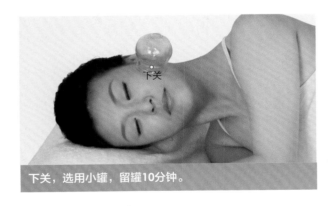

下关，选用小罐，留罐10分钟。

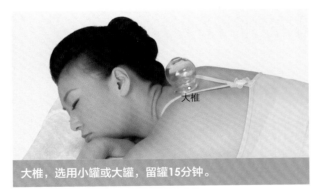

大椎，选用小罐或大罐，留罐15分钟。

（三）预防调护

◎ 平时注意口腔卫生，养成饭后漱口、早晚刷牙的习惯，使用正确的刷牙方法。

◎ 多吃粗糙硬质和含纤维素的食物，可对牙面起到摩擦和洁净的作用。

◎ 少食糖制食品和高糖饮料，多吃水果和蔬菜以及含钙、磷、维生素的食物。减少食用生冷辛辣等刺激性食物。

◎ 拔罐、刮痧对于风火牙痛、胃火牙痛以及虚火牙痛治疗效果较好；对于龋齿感染、牙髓炎等引起的牙痛，应针对病因，结合口腔科治疗。

| 三 | 咽喉肿痛 |

咽喉肿痛以咽喉部红肿疼痛、吞咽不适为特征，是口咽和咽喉部的病变，中医称为"喉痹"。咽喉肿痛见于现代医学的急慢性扁桃体炎、急慢性咽炎和单纯性喉炎、扁桃体周围脓肿等。

中医认为，咽喉肿痛的主要病因是外感风热邪毒，熏灼肺系，或肺胃两经郁热上扰，而致咽喉肿痛，属实热证，多为急性；也有因肾阴亏虚，阴液不能上润咽喉，虚火上炎而引起咽喉肿痛，属虚热证，多为慢性。

（一）刮痧治疗

选用穴位： 尺泽、合谷、廉泉、天突、商阳、天枢、丰隆、内庭。

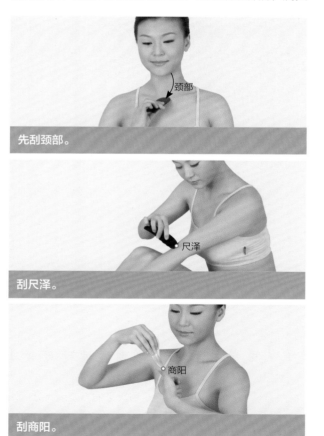

先刮颈部。

刮尺泽。

刮商阳。

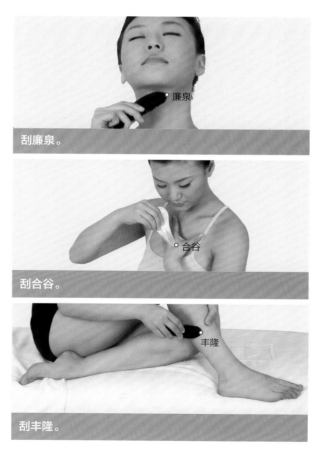

刮廉泉。

刮合谷。

刮丰隆。

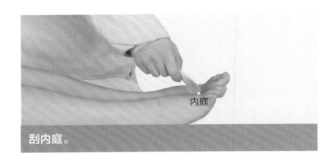

刮内庭。

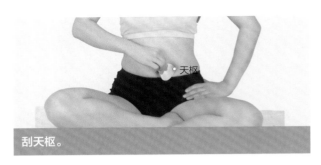

刮天枢。

（二）拔罐治疗

● 留罐法

选用穴位： 廉泉、扶突、天突、尺泽、太渊、合谷、三阴交、太溪、照海。

操作方法： 选用大小合适的罐具，吸拔在穴位上，留罐10~15分钟，每日1次。本法适用于慢性咽喉疾病。

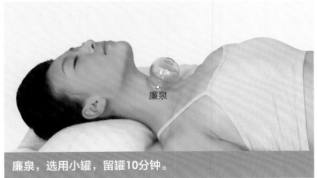

廉泉，选用小罐，留罐10分钟。

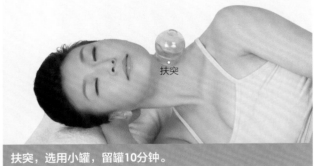

扶突，选用小罐，留罐10分钟。

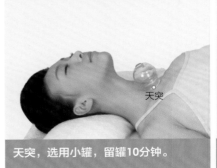

天突，选用小罐，留罐10分钟。

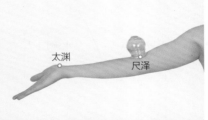

尺泽、太渊，选用小罐，留罐10分钟。

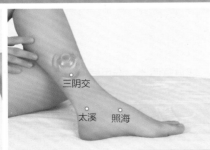

三阴交、太溪、照海，选用小罐，留罐15分钟。

● 走罐法

选用穴位： 足太阳膀胱经的大杼至膀胱俞，督脉的大椎至腰俞。

操作方法： 先用闪火法将罐具吸拔在背部，然后在膀胱经和督脉上走罐，至皮肤出现红色淤斑为止。每周2次，5次为1个疗程。本法适用于急慢性咽喉疾病。

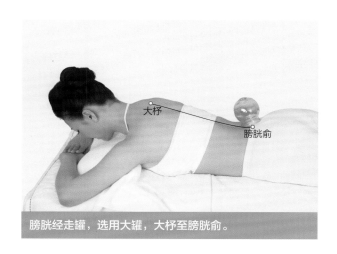

膀胱经走罐，选用大罐，大杼至膀胱俞。

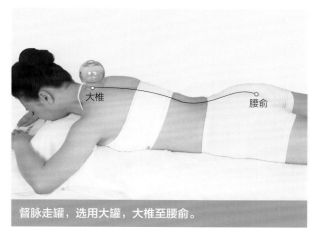

督脉走罐，选用大罐，大椎至腰俞。

（三）预防调护

◎ 锻炼身体，增强体质，防止呼吸道感染。

◎ 饮食宜清淡，选用偏凉、偏寒性食物，多吃水果和蔬菜，以利于清热解毒。戒除烟酒，避免食用辛辣刺激、煎炸油腻食物。

◎ 避免过多讲话，注意休息，多饮白开水或利尿性饮料，以促进毒素排出。保持口腔清洁卫生，可用淡盐水漱口。

◎ 清除各种致病因素。在有害粉尘及有害气体环境下工作的人员要加强劳动保护，改善工作环境，积极治疗鼻及鼻咽部慢性炎症。

四 | 鼻出血

鼻出血，即鼻道中的血溢出脉外。若出血量较少，则表现为鼻中有血痂，或者擤出的鼻涕带血；若出血量多，则血液自行从鼻孔中流出。鼻出血是多种疾病的一种症状，小量出血称为"鼻衄"，大量出血称为"鼻大衄"或"鼻洪"。

中医认为，鼻衄主要是由于外感风热燥邪，损伤血络，迫血离经妄行；或平素肝经郁热，伏火上扰，迫血妄行；或饮酒过多，过食辛燥之品，以致燥热蕴结于胃，化火扰动血脉，迫血外溢；或肝肾阴虚，虚火上扰，迫血上逆而致衄血。

（一）刮痧治疗

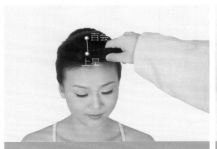

刮督脉：
　　由上星沿正中线向后、向下，经百会、哑门等穴，刮至大椎。

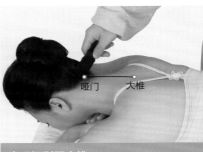

由哑门刮至大椎。

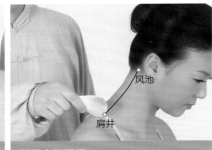

刮足少阳胆经：
　　由风池起，沿颈部刮至肩部的肩井。

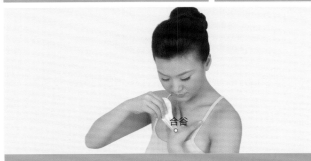

刮手阳明大肠经的原穴合谷及鼻旁的迎香。

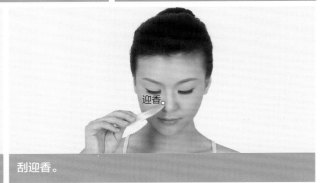

刮迎香。

（二）拔罐治疗

● 留罐法

选用穴位： 大椎、肝俞、肺俞、胃俞、委中。

操作方法： 在穴位上拔罐，留罐10~15分钟，至皮

肤出现红色淤斑为止。每日1次，6次为1个疗程。

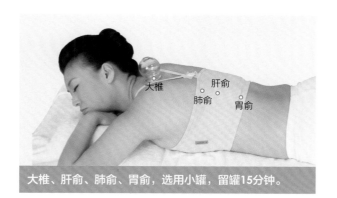

大椎、肝俞、肺俞、胃俞，选用小罐，留罐15分钟。

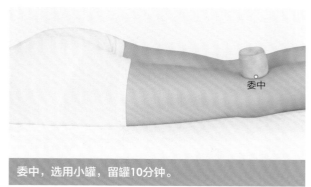

委中，选用小罐，留罐10分钟。

（三）预防调护

◎ 当鼻道出血量较多时，应先止血，止血之后再使用刮痧、拔罐等方法治疗。可用压迫鼻翼或用纱布、海绵等填塞鼻腔的方法止血，待出血量减少后再用冷敷法进一步止血，即以冷水浸湿的毛巾或冰袋敷于患者的前额或颈部。

◎ 平时要注意锻炼身体，避免感受风热燥邪。天气干燥时，应多吃水果和蔬菜，补充水分。禁食辛辣刺激性

食物，以免助热生火，加重病情。

◎ 保持情绪平稳，忌暴怒，避免情绪紧张。戒除挖鼻习惯，避免损伤鼻部。

◎ 积极治疗引起鼻衄的各种疾病是预防鼻衄的关键。如果鼻出血是由血液病或肿瘤引起的，则不能使用刮痧和拔罐的方法治疗。

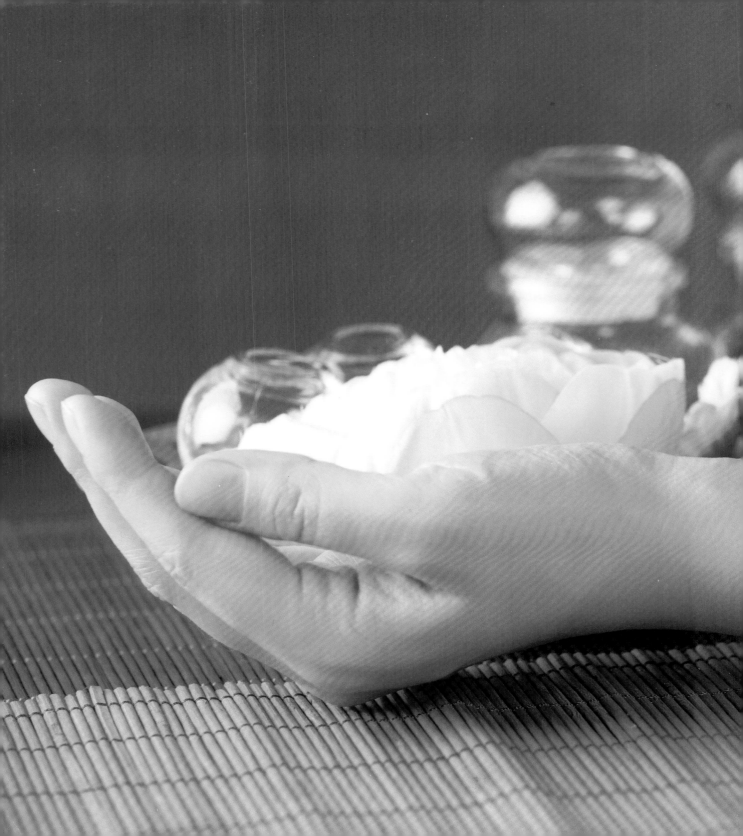

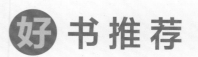

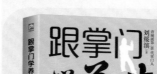

跟掌门学养生：做一世健康暖美人

作　者：刘绥滨
定　价：36.00 元

推广全球 50 余国，数十万人练习推荐
改善女人体质，维持女人正常体温，还女人一世健康

　　青城派第 36 代掌门人刘绥滨亲身传授，每次 3 分钟，坚持 30 天，让女人身体好、心情好、睡眠好、缓衰老。不一样的太极养生法，比一般养生术更易入门、更快见效，特别针对女性手脚冰凉、宫寒、脾胃虚、乳腺疾病、子宫疾病均有干预作用，坚持就能帮助女人预防乳腺癌及其他各类癌症。

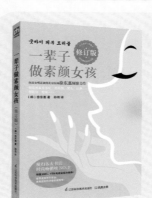

一辈子做素颜女孩（修订版）

作　者：[韩] 徐东惠
定　价：29.80 元

肌肤改善率 97.2% 的韩国第一美容书
韩国 MBC、YTN 电视台官方推荐
世界皮肤外科学会，美国皮肤科学会权威推荐

　　韩国女明星御用美容医师徐东惠倾情力作，彻底拯救青春痘、黑眼圈、黑头、红潮、脂肪纹、疤痕……专业医师亲授积淀数年的美容经验，为您提供如何后天养成完美肌肤、素面朝天也美丽动人的一生肌肤保养方案。

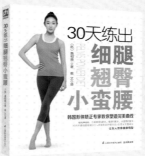

30 天练出细腿翘臀小蛮腰

作　者：[韩] 黄相普
定　价：39.80 元

解救长久减肥失败的女人
每天 2 种运动，立减腰围 5 厘米，臀围 7 厘米，大腿围 3 厘米
30 天纤腰细腿减肥大计 + 疼痛有效护理方式 + 日常女王塑身法
让女人终身健康有型
韩国形体矫正专家教你塑造完美身体曲线

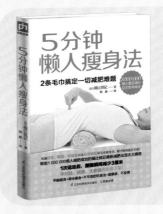

5 分钟懒人瘦身法

作 者：[日] 福辻锐记
定 价：32.80 元

平躺瘦身 + 静坐瘦身 + 不节食的饮食法 = 健康瘦，不反弹
孕妇肚、肥腰、大象腿统统瘦下来

    全书以简单的作者自创的毛巾骨盆瘦身枕法为主轴，教你如何用两条毛巾达到躺着、坐着都能瘦的效果。同时还能矫正外扩的骨盆与美体塑形，打造完美的腿部、腰部、腹部以及臀部曲线，让女人不只瘦还能瘦得漂亮。另外作者还在这本书中针对皮肤、筋骨、情绪以及不同器官，设计自我检测表与一套超简单穴道按摩治疗法，让读者依照检测表就能找出自己哪个部位有问题，再配合穴道按摩，每天只要 3 分钟就能有效改善如失眠、便秘、腰痛、肩头僵硬等症状，打造好体质。

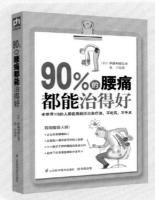

90% 的腰痛都能治得好

作 者：[日] 伊藤和磨
定 价：32.80 元

全世界 1/3 的人都在用的腰痛自疗法
不吃药，不手术

    《90% 的腰痛都能治得好》以图片解析腰痛的不同原因，提供对症治疗法，以有趣的图解详述从疼痛到痊愈的五个阶段，只要跟着图示操作，持续保持正确的姿势和动作，就能帮你搞定腰痛、骨刺、坐骨神经痛、肩周炎、腰间盘突出等病症。

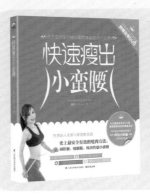

快速瘦出小蛮腰

作者：曲影
定价：36.00 元

史上最安全有效的甩肉方法
减肚腩、瘦腰腹、练出性感小蛮腰

    源于古印度的特效瘦腰排毒秘法大公开，让你从大腹婆变身 XS 小姐，重塑健康美丽的青春身材！